働く人々の生命《いのち》と健康を願って

仲間とともに取り組んだ半世紀

西田陽子

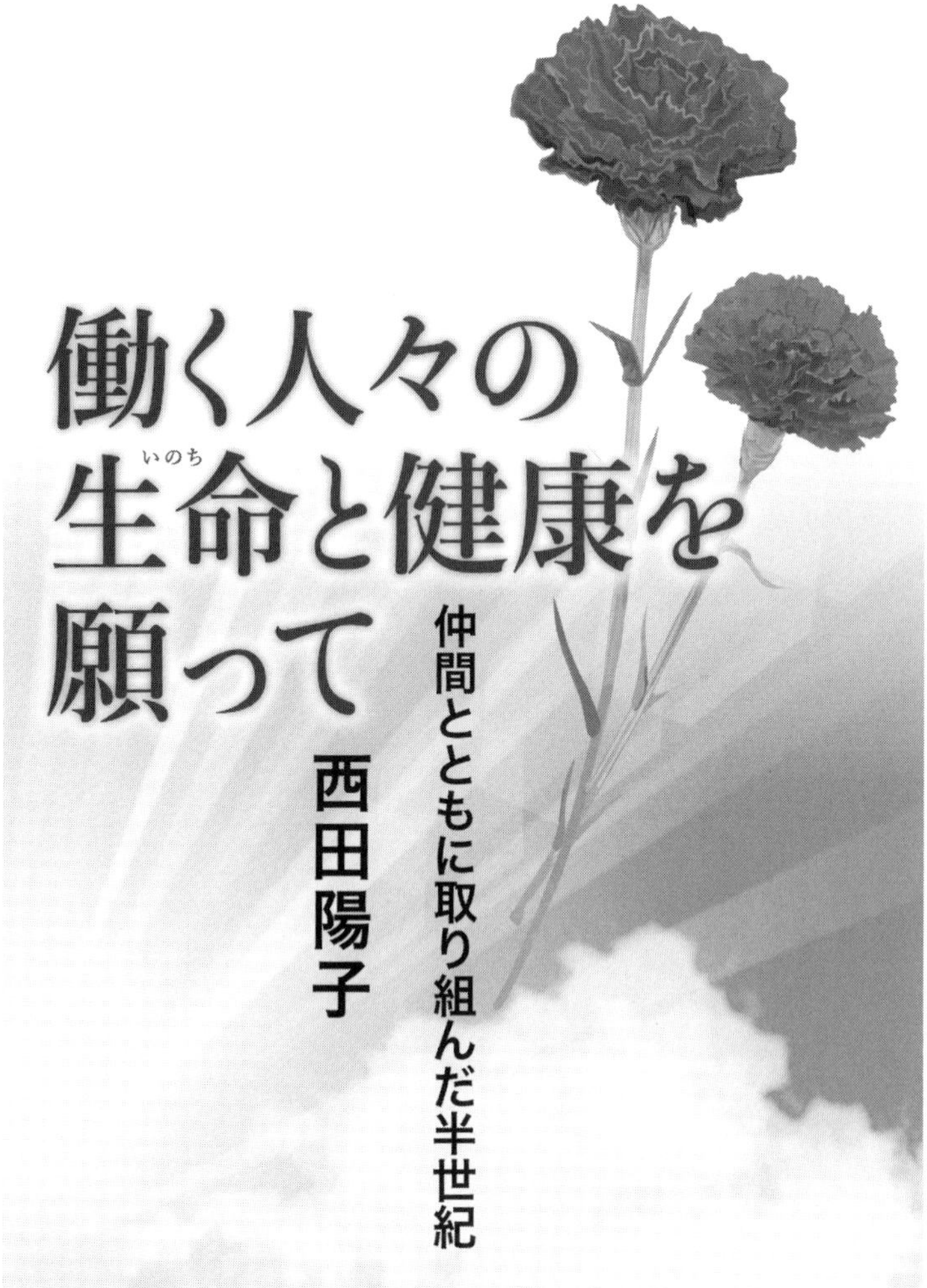

文理閣

はじめに

武田薬品では一九七一年一一月、松本洋治さんがペニシリン端息によって死亡したことに始まり、松本さんの遺族とこれを支える職場内外の多くの方々による労災認定闘争、その先頭にたった遠藤富雄さんの配転・解雇事件、そして川島健也さんら六名の賃金昇格差別撤廃への取り組みなど、「職場に自由と民主主義を」の旗を掲げての厳しく長い闘いが続きました。三件とも勝利して解決したのは二三年後の一九九四年六月でした。

『新しい薬学をめざして』(1)の編集者より依頼を受け、この闘いに参加した者の一人として、半世紀をふりかえり執筆しました。武田薬品でのいのちと健康を守る闘い、女性の地位向上への取り組み、定年後の取り組みの報告は一九回にわたって同誌に連載されました。

本書はこの連載の記載順序を一部変更して、まとめたものです。

いま政府は、日本を企業が一番活躍しやすい国にするために「働き方改革」をすすめ、働く人々の安全と心身の健康をさらに悪化させようとしています。労働者の諸権利が抑圧されると職場はどのようになるのか、また、その職場で開発・製造される製品が社会にどのような被害をもたらすのかを、私たちの経験から語りたいと思います。二度と暗黒の職場に戻されたくありません。

二〇一六年夏に、映画「奇跡の教室　受け継ぐ者たちへ」を鑑賞しました。パリ郊外の高校、貧困家庭で劣等生とされる生徒たちはアウシュビッツ強制収容所のサバイバー、レオン・ズイケル氏の証言を聞いた日を境に変わります。語り部の役割の大切さを学んだ映画でした。自分も語り部となろうと決意して執筆に励みました。

一九九三年から一九九四年に大阪地裁へ提出した私の二つの陳述書を中心に、会社門前やターミナルなどで配布したビラ、パンフレット[2]等の資料に基づいて執筆しました。

私たちの経験から、「闘ってこそ明日がある」ことを学んでいただければ幸いに思います。

著　者

二〇二一年六月

目次

第1章　シグマとの出会い

私は一九三八年八月、四人姉妹の長女として大阪で生まれました。父は小学校の教師でしたが小規模地主でもあったので、生活は比較的裕福でした。

一九四五年、敗戦の年の夏を私は忘れることができません。米軍の機銃掃射を恐れて防空壕に飛び込みながら国民学校へ通学しました。戦争のための医師不足で治療が遅れ、末の妹が二歳で亡くなりました。家庭での犬の飼育が認められず、「きゃん」と一声啼いて愛犬が袋を被せられて連れていかれました。

農地改革で土地を失ったため貧しくなり、母の着物などを質にいれて、いわゆる「たけのこ生活」でしのぎました。

高校二年で進路を選択するとき、友人が「女性が経済的に自立するためには薬剤師になるのがいい」と言いました。「なるほど」と思った私は「薬剤師になりたいので大学へ進学したい」と両親に相談しました。当時、大学進学をめざす女性は少なかったので、父は反対しました。母は女性が大学へ入れなかった時代に育ち、悔しい思いをしてきましたので、私の希望に賛成してくれました。そこで父は国立大学であること、浪人はさせないことを条件にして大学進学を認めてくれました。

一九六一年、大阪大学薬学部を卒業し、武田薬品に入社しました。大学より製薬会社の方が薬を真剣に研究しているように思えて、憧れて就職したのでした。同年六月に配属されたのは技術本部、製剤研究所（剤研）の前身でした。

翌年三月、私はアンプル入り風邪薬（ベンザ内服液）の製剤化研究を主担当しました。六月に厚生省の製造許可を受け、夏に生産、秋から発売というハードな開発計画でした。「味がいい」をセールスポイントにしたので、矯味《きょうみ》矯臭《きょうしゅう》検討のため多量の薬液を味見して、私は激しい嘔吐にみまわれました。過労で体調を崩しながらも、計画通り研究をすすめました。鰐淵晴子さんのCM「早く飲んで早く治す」も当たって、この製品は一〇億円規模の商品として成功し、一九六三年六月、私は会社から表彰されました。しかし私の手元に届けられた賞金はたった一〇〇〇〇円でした。

売上金額の一ppm程度に過ぎない賞金でジュースを買って職場の同僚に配ると、私の懐には何も残りませんでした。ただ過労による自律神経失調症は続き、壊された体に鞭を打って働く辛い日々が続きました。

「原因は後でゆっくり考えてくれたらよいから、まず対策を早くたてなさい」というような研究のすすめ方、男女差別・学歴差別の苛酷さ、この差別より生じるモラルの低下と人間関係の悪さなどがしだいに見えるようになりました。

私は生きていくことが大変辛くなり、死んだ方が楽になるとまで思いました。しかし、戦後の生活苦のなかで育ててくれた両親を嘆かせてはならないと考え、死なないで生きる道を探りました。あのとき命を絶っていたら、私は過労自殺された電通の女性社員の先輩となっていたのです（二〇一六年一〇月二二日、大手広告代理店「電通」の高橋まつりさん〈二四歳〉が過労自殺）。

人生を語る友もなく生き方を模索していた時、中学の恩師に会い、「医師と協力して患者を治療するために薬剤師になったのだろう」「仲間はいないのか」との助言を得て、立ち直りの方向を掴みました。(3)

このころ、「グループシグマ」（現在の新薬学者集団）が日本の各地に支部を結成して、薬から平和問題までをテーマとして幅広く運動を展開していました。「シグマ」は京都大学薬学部出身者が中心になって結成したグループで、社会人として、研究者として自らの成長と社会的責任の遂行をめざして活動していました。

私は同期に武田薬品に入社した女性研究者の勧めで一九六四年に「シグマ」に入会しました。その後、川島健也さん川島芙美子さんも入会され、当時の「シグマ」には武田薬品の研究者が七人くらいいたと思います。私はこの「シグマ」で薬害・サリドマイド事件への支援活動を行いました。

一九六五年四月、アンプル入り風邪薬による死亡事故が相次ぎました。ベンザ内服液による事故の報道はありませんでしたが、会社は「昏睡状態になった」との情報を得ていたことがその時になってわかりました。私は大変ショックでした。業務命令に従って薬の開発研究をするのみでは殺人の片棒を担ぎかねないことに気づき愕然としました。また研究者としての社会的責任をまったく果たせていないことに対し、強い自責の念にかられました。そして、今後は自分の仕事や、職場から薬害を出さないように研究をすすめようと心に決めました。

「シグマ」では一九六七年に細川 汀先生を講師にお招きして労働衛生の学習会をしました。ここで私は労働衛生の専門家・細川 汀先生の存在を知りました。細川先生は学習会で「第五回労働衛生講座」の案内チラシを配られました。大阪民主医療機関連合会（以下大阪民医連）と新日本医師協会（以下新医協）大阪支部などが主催する連続八回の講座でした。川島芙美子さんと私はこの講座に分担して参加しました。職業病という概念をはじめて学び、武田薬品の職場にもあるだろうと思いました。このときの学習が後に武田薬品製剤研究所で発生した職業性ペニシリン喘息の発見につながったのです。

第2章　武田薬品の労務政策と民主的潮流の成長

1　非協力者排除の精神――戦後の武田薬品の労務政策

当時の「石流れ木の葉沈む日々」という職場状況を述べると、「なぜそんなことが」という質問が出ます。そこで、まず、武田薬品の戦後の労務政策について簡単に説明します。

会社では一九四六年二月に労働組合が誕生しました。この組合は全日本産業別労働組合会議（以下産別会議）に所属し、労働者のくらしと権利を守って果敢に闘いました。

会社は組合を嫌悪して、「民主化同志会」を使い「反共」「労使協調」を掲げる組合に変質させました（一九四八年）。「民主化同志会」とは会社の後ろ盾を得た人々が組織した団体で、「産別会議傘下の組合は共産党に牛耳られており、これを『民主化』する」と称していました。

一九四九年から一九五〇年当時、日本の各職場ではレッドパージの嵐が吹き荒れていました。推定で四万人以上が職場を奪われました。

一九五〇年一二月、会社は旧組合幹部三六人を「非協力者」として解雇しました。以後、

「経営施策にいささかでも協力せざるもの」は「非協力者」として排除するという「非協力者排除」の労務政策のもと、労使で「職場防衛協議会」などを設けて職場支配を強化していきました。

当時の武田薬品の労働協約には「暴力主義的破壊活動から職場を防衛する」ことを名目に、共産党の活動や、会社に批判的な労働者を弾圧するための条項がありました。「職場防衛協議会」はその目的を達成するために設けられ、労使の代表が参加しました。松本労災闘争（ペニシリン喘息）が勝利し、組合民主化の機運が高まった一九七四年、組合役員選挙を目前にして、会社は「職場防衛協議会」を開催し、労働者に脅しをかけました。

2 「非協力者排除」政策のもとでの労働者の状態

Aさんは「男女同一賃金を守れ」と言ったために、一九五五年ころから仕事を取り上げられ、机に向かって座るだけの生活を二〇年間強いられました。私たちが公然と闘い始めてすぐに本人から相談があって明るみに出たのです。日本共産党は一九七六年七月の第一三回大会で、「自由と民主主義の宣言」を採択しました。その「市民的政治的自由の圧迫」の項に「ある製薬会社は、一人の活動家から仕事をうばい、二〇年もただ机に座らせつづけた」との記述があります。この一人の活動家とは武田薬品のＡさんのことなのです。

本社勤務のＢさんが一九六六年に会社ではじめて育児時間（午前九時からと午後四時半から各三〇分）を請求したところ（勤務時間は午前九時から午後五時）、課長は「哺育時間の哺は哺乳の哺である。途中で子供をつれてきてもらわないと困る」「はっきり言ってあなたに与えると悪い前例となり、次々と続く人もそう要求するであろう」と拒否しました。

許可がおりないまま、Ｂさんは産休に入りました。そのすぐ後に課長は全課員を集めて共産主義や民青同盟の話をし、Ｂさんの名前も出して「彼女はもうすぐ母になるのだから、そのような政治活動を続けることのないように注意してやって欲しい」との主旨のことを言ったそうです。会社はこの話をテープにとり、この日休んだ課員には後日別室で聞かせたということです。

一九七一、一九七二年になると、武田薬品のベースアップや一時金は薬業大手で最低クラスとなりました。食堂は第二次世界大戦前の粗末な建物と設備で狭く、雨漏りがしたり食事中に椅子が壊れたこともありました。男女差別は大きく、抗生物質や有機溶剤の取扱いに対する教育、設備もなされていませんでした。組合の容認のもとで無茶な出向、配転が横行していました。出向協定もなく、出向期間や勤務条件も明確にされていませんでした。一九七二年一二月に出向を言われた労働者が悩んだあげく、会社のシンボルともいうべき中央研究所の屋上から飛び降り自殺しました。また、工場閉鎖にともなう配転では本人の意向が無視され多くの労働者が意欲をなくしました。大阪市営地下鉄や国鉄に飛び込み自殺した労働者もでました。

3　弾圧は抵抗を呼ぶ 抵抗は友を呼ぶ ――民主的潮流の成長

「弾圧は抵抗を呼ぶ抵抗は友を呼ぶ」は瀬長亀次郎さんの言葉です。会社の厳しい労働者支配のもとで、研究者や労働者は「なんとかしたい」との思いを強めていました。特に青年は強く感じていました。「シグマ」への加入と活動、日本科学者会議のシンポジウムへの参加、職場単位で民主化サークルを結成する研究者、技術者、労働者が増加していきました。職場民主化サークルは労働組合や賃金について学習、討議、労働安全衛生問題についての活動を行い、しだいに職場労働者の信頼を勝ち取っていきました。

4　労働者の権利と国民の権利

国鉄分割民営化（一九八七年四月一日「旅客鉄道会社」「貨物鉄道会社」に分割民営化）に際して、当時の総評の中核的な組合であった国鉄労働組合（以下国労）を解体、弱体化する攻撃が厳しくすすめられました。新しく誕生したＪＲは労働者支配を強化し、利益を上げるための経営をすすめました。そのなかで二〇〇五年四月、福知山線脱線事故が起こりました。一〇七名が死亡、五四九名が負傷した大事件です。安全性を無視したダイヤ、過酷な労働条件、そこに介在する組合間差別の労務管理、これらが背景にあります。

職場の労働者の権利をめぐる状況と国民の安全性などの権利は切り離しがたく結びついています。武田薬品においてもこのことがいえます。

武田薬品などが販売していたキノホルム製剤は一九七〇年九月に販売を停止され、厚生省が設けた研究班の学際的な研究によってキノホルムがスモンの原因であることが明らかにされました。同研究班の調査では患者数は「疑い」も含めて一万一一二七人に達しました。スモン被害者は一九七一年五月から全国三三地裁で武田薬品などに対し損害賠償を求めて提訴しました。

同じ年の一一月、武田薬品製剤研究所の研究者・松本洋治さんは職業性ペニシリン喘息で若い命を絶たれました。

第3章　松本労災闘争――職業性ペニシリン喘息認定へ

1　「仲間よ　仇を」と日記に書き残して

(1)　白馬岳で咳き込む

一九七一年一一月、日記に「仲間よ　仇《かたき》を」の叫びを書き残して松本洋治さんが亡くなりました。研究で取り扱ったペニシリンで喘息になり、多血症を続発し血栓症で亡くなったのです。二七歳でした。

松本さんは北海道大学薬学部を卒業後、一九六九年武田薬品に入社、製剤研究所（以下剤研）の注射剤開発研究グループに配属となりました。当時私は剤研の液剤・軟膏開発研究グループに属していました。彼と私はいわば同じ課の別係という関係でした。

松本さんの研究室に冷房はなく、夏の暑いときには室温は三五度にもなり、窓を開けないと暑くて仕事ができませんでした。誰かが苦い味の抗生物質を天秤で秤量すると、その抗生物質が風にのって飛散し、五ｍくらい離れた所で実験していても、苦く感じたものでした。

松本さんは真面目で人なつっこく、親切でしたので職場の仲間から慕われていました。一九七〇年夏、松本さんは職場の人たちに白馬岳へ登ろうと呼び掛け、リーダーになってくれました。私も参加しました。登山は快晴に恵まれてとても楽しいものでした。しかし夜の山小屋で松本さんは激しく咳込み仲間は心配しました。

秋になって松本さんの咳はさらに激しくなり、一〇月二八日に喘息と診断されました。同僚の研究者が「君の取り扱っているペニシリンが原因では」と指摘したので、会社は松本さんに別室での研究を命じました。

(2) 因果関係の調査

私は自宅でペニシリンと喘息の関係について調べました。当時、薬害の被災者（児）救済の取り組みをしていたので、薬の副作用に関する資料を自宅に揃えていたのです。『治療薬による副作用とその対策』[4]を繰っていくと、四四ページに「ペニシリン・ストレプトマイシンなどの吸入によって起こることがある」と記されているではありませんか。

私は松本さんの喘息は彼が研究で取り扱ったジクロキサシリンのマグネシウム塩（半合成ペニシリン）による職業病ではないかと思いました。早速彼にこの本と、前述（12ページ）の職業病の学習会の記録[5]を渡しました。

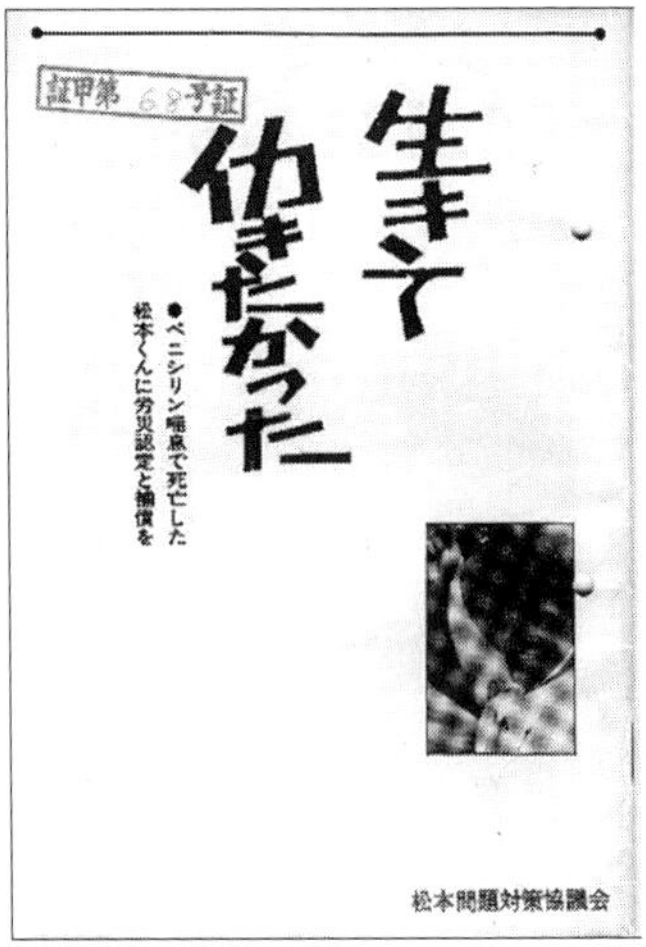

パンフレットの表紙

一九七一年になってすぐ、シグマの仲間の紹介で松本さんと私は細川汀先生を訪ね、研究で取り扱った半合成ペニシリンと喘息との因果関係の立証への指導と協力をお願いしました。細川先生は産業中毒の専門家、原一郎先生を紹介してくださり、松本さんは大変喜びました。松本さんは病気の辛い日々の中で、因果関係の立証に取り組みました。

抗原テスト

パンフレット「生きて働きたかった」[6]に表「抗原テストの結果」が載っているので、次ページに引用掲載します。この表は後に松本さんの遺族が労災申請された時に、金谷邦夫医師が労働基準監督署（以下労基署）に提出した医師意見書に基づいて作成されています。金谷医師は松本さんが残した記録を表にまとめたのです。

これらの結果を整理して、同パンフレットは次のように述べています。「半合成ペニシリンでの検査ではすべて（＋）の結果です。ペニシリン関係以外ではほとんど反応がみられません。

ペニシリン関係以外で反応がみられたのは混合真菌、ブタクサ、カンジダだけですが、これらのものは他の検査で(−)になっています。

天然ペニシリンの一つが(−)になっているのは五μg/mlというあまりにも低濃度で検査したためと考えられます。誘発テストが最も確実な方法ですが、ペニシリンショックの危険性のために行われませんでした。以上の結果より、松本さんがペニシリンによって感作されていた

抗原テストの結果

抗原テストの結果	テストの種類	実施機関	ペニシリン：半合成ペニシリン	ペニシリン：天然ペニシリン	ペニシリン以外のもの：ペニシリウム	ペニシリン以外のもの：その他
本人を直接使っての検査	パッチテスト	武田薬品診療所	(卄)(本人が取扱ったペニシリン)			
	皮膚反応(皮内テスト)	阪大第3内科		(−)		(−) ハウスダストmite フケ Ragweed.(ブタクサの一種) (±) 混合真菌
	皮膚反応(スクラッチテスト?)	関西医大小児科			(−)	(−) ハウスダスト、杉、赤松、黒松、ホウレンソウ、ブタクサ、花粉、鶏卵、牛乳、チーズ、イースト、豚肉、ワタ、タタミ、犬毛、ネコ毛、カンジダなど、24種
	スクラッチテスト	関西医大第1内科			(−)	(−) カンジダ (+) ブタクサ
	皮内テスト	関西医大第1内科			(+)	(+) カンジダ (−) ブタクサ
	吸入誘発テスト	―	危険を鑑みて実施せず			
本人又は血清を使った検査	リンパ球培養幼若化反応	大阪赤十字病院	(+)(クロキサシリン)	(+)		
	PKテスト	関西医大第1内科	(+)(クロキサシリン)(メチシリン)	(±)		

ことはまず間違いなく、松本さんの喘息がペニシリンによるアレルギーであることは十分裏づけられます」。

ペニシリン取扱い作業と喘息の症状

秤量、混和、また濾過するときなどにはペニシリンの微粉末が飛び散ります。彼の職場では局所排気装置など、飛散するペニシリンを実験者に吸入させないための設備はありませんでした。そのため実験をする度に、松本さんはペニシリンを吸入したのです。取り扱い量が多いときには、それに対応して吸入量も多かったと思われます。

松本さんはペニシリン取り扱い作業と喘息の症状を表にまとめました。その表から、ペニシリン微粉末に接触したり、吸入するたびに症状がすすみ、ついに喘息になったことが明らかになりました。松本さんの仕事内容と喘息の症状には明らかに対応が認められたのです。

ペニシリン喘息は一九五〇年代から知られていた

ペニシリン喘息に関する文献調査は、松本さんの生前にはあまりできず、前述の名尾良憲著の本のみでした。その後専門家の指摘で、ペニシリンアレルギーにより喘息が起こることは一九五〇年代から報告されていることがわかりました。

その例の一つは、アメリカで発行されている産業医学の専門誌に掲載された論文で、(7) 女性労働者の気管支喘息の症例が報告されています。

ずっと後になって、私はこの報告が紹介されている抗生物質関連の雑誌を会社の書庫で見つけました。一九五〇年には会社はペニシリンの生産では日本で上位についていたので、抗生物質に関する専門誌を購入していたのです。

ペニシリン喘息が原因で多血症、血栓症に

喘息患者は多血症傾向になること、また治療で使用する副腎皮質ホルモンは赤血球を増加させることは一般的に知られています。松本さんは副腎皮質ホルモンを服用しており、多血症傾向が準備されていました。亡くなる一か月前に喘息の発作が強くなり水分摂取量が減少、水分消失がおこり、急速な血液濃縮の結果多血症となったものと考えられます。その結果脳血栓、腎血栓をひき起こして亡くなったのです。ペニシリン喘息に罹患していなければ起こりえないことでした。

業務上の病気が原因となって次の病気になる場合、この病気を続発症といい、もとの病気が業務上である場合は、この病気が原因となって発生した続発症も業務上となります。松本さんの死亡の原因となった血栓症はペニシリン喘息の続発症ですから、業務上の死亡となります。

（3）会社と組合の対応

松本さんは日記に喘息の発作の苦しみと休んで治療したいとの要求を書き残しました。松本さんは入院して治療したいと要求しましたが、会社はこれを認めず、発作のひどい時のみ休んでもよいという冷たい処遇でした。松本さんは日記に、喘息の発作の苦しみと休んで治療したいとの要求を次のように書き残しました。

息が苦しい　不気味なヒューヒューという音　空気が吸えぬ　心臓が乱打し歩くことができぬ。かがみ込み必死になってこらえる　咳が出てもタンが出ても楽にならぬ。ああ仲間達よ　カタキをとってくれ　この苦しみから解放してくれ　鼻水をダランとたらし、四つん這いになって呼吸するのに精をだしているオレを見てみてくれ　オレはクヤシクテ泣きながらこれを書いているのだ（一九七〇年一二月）。

一九七一年六月リンパ球幼若化反応で、松本さんの取り扱ったペニシリンと化学構造の近いクロキサシリンで陽性と出ました。これを知って会社は急に北野病院への入院を勧めてきました。

松本さんは、当時治療を受けていた関西医科大学付属病院への入院と、入院に先だっての労災認定を強く要求しました。労働組合に力添えの要請もしました。松本さんは「労災認定は自分にとっては生命線である」と頑張りましたが、会社は認めませんでした。

組合も間に入って最終的には準公傷で涙をのんだのです。準公傷とは治療費を労災保険には請求せず健保で支払い、他の労働条件は労災扱いというものでした。準公傷では不安だと言う松本さんに、組合の支部長は「あくまで労災と言うなら勝手にしろ」と言い、そのようなやり方は共産党や民青の方法だとの攻撃までしました。

松本さんは不本意でも準公傷で入院して、まず病気を治すのが先決と考え、関西医科大学付属病院へ入院しました。ところが、一〇月に容態が悪化し、一一月一八日に亡くなってしまいました。

会社は父親に「会社に落度はない」と言い、退職金と見舞金を渡そうとしました。見舞金は一〇万円でした。父親は納得できないとして受け取りませんでした。生前、松本さんは父親に手紙を送って経過を説明していたのです。

松本さんのお母さんは次のように歌われました。

たくましき　登山姿の　吾子の笑み　うつるアルバム　老いの楽しみに

薬研の　発生ガスに　喘息となりて　いのちを吾子は果てにし

薬研に　急死の吾子を　守るべく　労災叫ぶ　若者等の声

2　遺族の決意と同僚・専門家の協力

（1）寮生の取り組み

松本さんが病院で治療していたとき、会社の寮（吹田寮）の寮生たちが交代で看病しました。臨終のときに看病していた梅谷友信さん（シグマ会員）とCさん（製剤研究所の研究者）は労災認定に協力することを遺族（父母と弟）に約束しました。

梅谷さんは当時副寮長を務めていました。遺族が大阪の弁護士を代理人に選び委任されたので、遺族と代理人と職場の協力者の意思疎通を図っていくために、亡くなった松本さんと同じ職場で働き抗原検査等を良く知っていた私が遺族との連絡の窓口となりました。お父さんは松本さんの残していた資料をすべて私に貸してくださいました。

吹田寮の寮長と副寮長は組合立ち合いのもとで、総務部長に因果関係を問いましたが、「変な噂がマスコミに流れると困るので、むやみに騒ぎ立てないでくれ」と口止めされました。

寮生達は彼を偲ぶ行事をしようと、追悼登山を企画しました。同じ職場の同僚も誘ってくれて私も参加しました。一九七二年二月に、松本さんの遺影とお花を持って六甲の荒地山に登りました。私と同じ研究室にシグマの会員Dさん（男性研究者）がいました。彼は松本さんの遺品整理の役を引き受け、松本さんの友人に遺品を配布しました。彼も追悼登山に参加しました。

(2) 職場有志の取り組み

一九七一年の年末、Cさんと私は田尻俊一郎医師を訪ねて指導を求めました。田尻医師は当時、伝法高見診療所の所長で後に大阪社会医学研究所所長となった人です。先生は「住友電工での藤井さんの労災闘争の経験から考えると、労働組合が機関として取り組まないで、組合員有志という形で進めても、命と健康を守る取り組みは立派な組合活動であるから、頑張れば必ず職場の人々から支援が得られる。そして勝利もできる。この闘いを通して組合員のことをきいてくれる組合に変えることもできる」と言われました。

また先生は組合活動として労災認定闘争をする場合には二つの大きな柱があり、一つは業務起因性の立証で、いま一つは運動を職場内外に構築することであると説明されました。業務起因性については、新日本医師協会（以下新医協）と民主医療機関連合会（以下民医連）へ協力を求める要請文を出し、この認定闘争にはりついてくれる医師を選んでもらうよう言われました。「君達が職場にすっこんだままで、誰かにやってもらうという態度では運動は決して進まない。二〜三人は首を切られるくらいの覚悟がいる。その覚悟ができたらまた来なさい」と言われました。厳しく重い言葉でした。

Cさんも私もこれまで労働運動の経験がありません。Cさんの職場の遠藤富雄さんに協力を求め、了解を得ました。遠藤さん、Cさんと私はたとえ解雇されても、松本さんの意志を継ぎ同時に職場の安全を守ろうと決意しました。

私は松本さんの生前の取り組みを支え、因果関係の立証に必要なデータや松本さんと会社とのやり取りを記録していました。会社の厳しい攻撃と戦う苦しさか、「ああ仲間達よ　カタキをとってくれ」と日記に記した松本さんの叫びに背を向けて生きる場合の苦しさか、いずれかを私は選択しなければなりませんでした。

後者を選べば、私は私の棺が蓋われるまで苦しまねばならないと思いました。私は「顧みて悔いのない人生」を選ぶことにしました。（この言葉は黒澤明監督の映画「わが青春に悔いなし」で語られます。）

三人が再び田尻先生を訪ねたのは、翌年になってからでした。

（3）専門家の協力

田尻氏の指導を受けて、三人は武田薬品労働者有志として、新日本医師協会と大阪民医連へ協力を求める要請文を出しました。その結果二人の若い医師を選んでいただけました。金谷邦夫氏と井上賢二氏でした。お二人は後に大阪民医連の会長となられました。

3　松本労災認定への取り組み

(1) 松本問題対策協議会の結成

田尻医師の指導のもとで、松本問題対策協議会を結成することにしました。これは労災闘争の経験を持つ労働組合や個人で構成する組織で、支援を求める運動の展開に力と知恵をかしてくれる組織と人を結集しようとしたのです。

一九七二年五月にアピール文を作って呼びかけ、六月一四日に結成しました。会長に田尻医師を選び、全国の人々に訴えて署名を集めること、ニュースを発行することなどを決めました。松本問題対策協議会に参加してくれたのは大阪民医連、新医協大阪支部、民主法律協会（以下民法協）有志、住友電工や大日本製薬の労働者でした。私と遠藤富雄さんは武田薬品労働者有志として参加、署名活動など世論に訴える活動の先頭に立つ役割を担うことになりました。

(2) 職場にカーネーションの会発足

一九七二年一一月二五日、武田薬品の社内で松本さんを支援し、同時に安全な職場を確立するために「カーネーションの会」が発足しました。役員や機関紙の発行等を決めて組織整備をしました。会長には遠藤さん、副会長は私、運営委員には遠藤さん、私、梅谷友信さん、木下善嗣さんらが決まりました。

会への加盟は団体加盟と個人加盟があり、職場民主化サークルは団体加盟することになりました。それまで独自活動をしていた民主化サークルが横につながりました。松本さんの悔しい思いに対する同情と、無念をはらしてやりたい気持ち、さらに明日は我が身だとの思いが職場に広がっていましたので、民主化サークルが会員を増やし、個人会員も友人に呼び掛けてくれました。中央研究所の全部の研究所、生産技術研究所、大阪工場の労働者が入会、会員数は短期間に数百人に達しました。

例会は毎月一回、仕事が終わってから吹田市民会館で行いました。若い人たちが沢山集まりとても賑やかな例会となりました。大阪では一九七一年春に黒田了一革新知事が誕生し、職場には革新の気風が高まっていました。

一九七二年一〇月、松本さんの遺族の代理人との交渉で、会社は因果関係を認めずに金銭解決をするとの態度を崩さなかったため、交渉は決裂しました。遺族は一九七二年一二月二二日、淀川労働基準監督署（以下労基署）に対して労災認定の申請を行いました。組合は労災認定に関しての遺族の協力要請に応えませんでした。

4　寮生や追悼登山者への会社の攻撃

松本さんの死亡した一九七一年には、薬害スモンの被害者が、武田薬品等に損害賠償を要求して提訴し、また、厚生省はアリナミンなどの薬効再評価計画を明らかにしました。この状況の中で、会社は合成ペニシリン（リラシリン）を大型商品に成長させるべく、一九七一年厚生省へ製造許可申請しました。

安全性と有効性という薬の本質に関して世の批判を受け、これに加えて自社の研究者が、ペニシリン喘息で死亡したことが明らかになれば、企業イメージと売り上げの低下は避けられないと考えた会社は、「労災認定せよ」と要求する研究者・技術者に弾圧を加えて、松本さんの労災死が表面化するのを阻止しようとしたものと思われます。

一九七二年四月の組合役選では、大会代議員にのみ選挙権のある非民主的な制度にもかかわらず、研究所支部で、支部役員の不信任率が前回の四倍の二八％に達しました。これは、松本さんの死亡を労災として取り組む姿勢のない組合への、強い抗議の意思表示でした。大会代議員は組合員一〇名につき一名が選ばれます。

この高い不支持率に驚いた会社は、追悼登山参加の男子研究者に攻撃を集中しました。登山した一五人中、男子研究者は八人いましたが、一九七二年五月から一年半の間に五人が、本社の営業や企画開発部門へ配転されました。五人の中に梅谷さんとCさんがいました。八人の男子研究者の中に、一九七二年春選出の大会代議員は四人いましたが、全員配転されました。配転されたあと、会社を退職する研究者があいつぎました。Dさんはその一人です。

会社は組合役選公示日付で私に配転を強行（一九七二年四月）しました。そのため私は組合役選に立候補できなくなりました。

5　松本問題の展開と会社・組合の態度変更、民主化サークルへの大攻撃

(1) 職場内外の組織が連携して労災認定をめざす

松本問題対策協議会は一九七二年一〇月から会社門前でビラ配布をはじめました。地域の組合が配布してくれました。一九七三年四月、パンフ「生きて働きたかった」を三〇〇〇部発行、これを用いて署名活動をはじめました。また、淀川労基署に対して業務上災害と認めるよう交渉を繰り返しました。交渉には遠藤富雄さん、川島健也さん、川島芙美子さん、米沢敬二さん、私などカーネーションの会会員も参加しました。五月末の交渉によって、監督署が労災認定の

方向であるとの感触を得ました。

カーネーションの会会員は組合に労災認定への取り組みを要請しました。組合研究所支部の支部委員会でも松本さん労災認定への協力が執行部に要請されました。支部委員会では川島健也さんが奮闘しました。

組合の役員選挙は二年に一度春に実施され、次の選挙は一九七四年春でした。各民主化サークルはカーネーションの会で互いに交流する機会を得たので、よく連絡し合ってすすめようと、六月一〇日にサークル連絡協議会を結成しました。民主化サークルとカーネーションの会を強化して、執行部の中の多数派になることを目標としました。

(2) 会社と組合はともに図って一八〇度態度変更

一九七三年七月一六日、労働組合は会社へ早期労災認定を申し入れました。翌日の夜、民主化サークルの役員から私に電話がありました。「組合執行部が突然委員会を延期して所在が分からなくなったので、北海道の遺族宅へ行ったのではないかと思う。問い合わせて欲しい」というものでした。早速、松本さんのお父さんに電話すると、「おいでになっています」との返事で、驚いたことに支部長等は会社の佐竹専務に同行したのでした。この日佐竹専務は遺族に謝罪し、一八〇度態度を変えて、松本さんの死亡を労災と認めました。

（3）会社の方針転換

松本問題対策協議会の活動は、松本さんの遺族の全面的な信頼のもとに活発に展開されました。これにひきかえ、会社と組合が、松本さんの死亡を労災と認めるのに消極的な姿勢を持っていることは、従業員の目に顕著に映っていました。

一方で、一九七三年六月ころには、淀川労基署において業務上との認定が出る見通しとなってきました。

会社は、松本支援者と重なる民主化サークルが中心となって、賃金・一時金そして福利厚生等の労働条件の改善を求める声が広がっていました。もし、会社と組合が松本さんを労災と認めないとの頑なな姿勢をこのまま続けている中で、労基署から松本さんの死亡を業務上とする認定が出た場合のマイナスを予想しました。

この結果を恐れた会社は、遅くとも七月はじめころには、松本さんの死亡を場合によっては、労災と認めてでも、当面の諸問題の根源である松本問題を終息させ、かつ民主化運動を抑圧することを企図しました。

そして、せめてその際に、職場と労働組合内で松本さんの労災認定を求める運動を進めていた民主化サークルや松本問題対策協議会等の手柄として従業員に受け止められるのをできるだけ防ぎ、労働組合が労災認定を求め、これに会社が誠実に応じたとの外見を作ることを狙いました。

会社は、二面の方策を決めたと思われます。第一に、従業員の中の夏の一時金や労災、出向その他の労働条件について、とりあえず最大限の譲歩をするとともに、広がる不満を解消させることにしました。

第二に、労務管理をさらに強化して、そのうえで会社が民主化サークルや共産党員と目したメンバーを分散させ、これへの配転や嫌がらせ等徹底的な攻撃をかけることによって、民主化サークルの他の従業員への影響力を断ち切ることを企図しました。二年に一度行われる労組役選が八か月後に迫っていました。会社は、この役選の時までに民主化サークルを分散させるなどして弱体化し、労組幹部から民主化サークルを一掃することを企図しました。

会社は、一九七三年春、出向の期限を三年とするなどの出向規程を新設したのにつづいて、労災についての上積みを補償した労災補償規程を新設しました。

また、夏の一時金について、組合の要求に対して満額回答を行い、従業員には唐突と響く完全週休二日制と労働時間短縮の要求を組合が行い、これを会社がすぐに呑むといったように、従来の会社の対応を知る武田薬品の従業員からは信じられないほど、柔軟に要求を受け入れました。

そして、肝心の松本問題について、七月一六日、組合に松本さんの早期労災認定を申し入れさせ、すぐに翌一七日には、組合とともに松本さんの遺族を訪問して、松本さんの死亡を労災と認めると通知して一八〇度姿勢を転換しました。

（4）会社の方針転換への対応

専務と組合支部長等は一八日に大阪へ帰る予定であることを松本さんのお父さんから聞くと、カーネーションの会の運営委員会のメンバーは一七日夜緊急の会議を開催しました。討議し決めた内容は以下の通りです。

①組合は大阪に帰って、組合の成果と宣伝し一層松本問題対策協議会への攻撃を強化するであろう。

②武田薬品の労働者が松本問題対策協議会に入ってすすめてきたことを、公然とさせるべき時期にきている。

③遠藤富雄さんはじめカーネーションの会の会員への攻撃が露骨になされるに違いない。苦労してここまで頑張ってきたのに、このままでは組合に成果を取られて攻撃だけ受けることになる。

④松本問題対策協議会のメンバーとして門前でビラを配るべきである。ビラ配布は明日早朝がベストである。何故なら、この時は組合支部長等がまだ大阪に帰ってくることができていな

いからである。組合が成果を誇示する前がよい。
⑤幸いなことに、七月一四日の労基署交渉の内容を伝える目的で作成したビラがその日、出来上がっている。

今や③の心配が大なので、積極的にビラを配って、打って出るべしとの意見の一致をみました。総論で一致したものの、では誰がビラを配布するかになると、みんな恐ろしくて尻込みしました。まず遠藤さんと私が決意しました。夜の一〇時頃でした。その後、第二陣のビラ撒きメンバーの人選に関して激論は続きました。

急な連絡にも拘らず翌朝、松本問題対策協議会のメンバーの数人が来てくれました。朝七時から私は正門横の通用門で、遠藤さんは彼の同僚達の通る五号門でビラを配りました。正門横の通用門は、当時約三〇〇〇人が毎朝通行しました。まるで水が流れるように人が通りますので、とても顔を見る余裕はなく、さし出される手にビラを渡していきました。夢中で二〇〇〇枚を配って気がつくと八時（始業）前でした。

職場問題で職場の労働者が会社門前で公然とビラ配布するのはレッドパージ以来なかったことで、二五年ぶりでした。職場は大騒ぎになりました。第二陣のビラ配布者は梅谷さん、木下さん、Cさんらでした。

（5）わが国初めての職業性ペニシリン喘息の労災認定

会社が従来の態度を変えて遺族に謝罪したことを、お父さんはどのように受けとめておられるかを知り、今後の支援方法を相談するために、私は七月二二日北海道の遺族を訪ねました。

驚いたことにお父さんは会社の態度変更を好意的に受けとめ、金銭解決で済ませたいとの考えになっておられました。私は松本洋治さんが最後まで労災認定は自分の生命線ととらえていたこと、および金銭解決というあいまいな形で終わると、会社の責任が明確にはならず職場の改善が進みにくいこと、労災認定されるとそれが前例になり、後にペニシリンを扱う者にとっては予防と治療が進み助かること、金銭解決すると会社は金を目当てに騒いだと宣伝するであろうことなど、お父さんに話しました。

弟さんが「やはり公に労災認定をとるべきだ」と言われ、お父さんは「そうだね」と言ってくれて私は北海道までできた甲斐があったと、ほっとして帰路につきました。

七月末にCさんが遺族を訪ね、一泊してゆっくりと遺族に語ってくれました。お父さんは労災認定を取るまで頑張ると決意してくださいました。

一九七三年九月、会社は遺族に二〇〇〇万円の慰謝料を支払いました。しかし、労基署に対しては依然として、労災とは認めない態度をとりました。

これまでは、労災認定を勝ち取って、次に労災補償と考えてきたので、カーネーションの会のメンバーの中に混乱が起こりました。田尻医師や代理人から、労基署に対して「会社が労災と認めて補償するので、労基署も早く認定してください」と交渉するようにと肩を押され、職場でカーネーションの会員の署名集めに力を注ぎました。松本さんの父親も労基署交渉に参加されました。

一〇月二三日、ついに淀川労基署は労災による死亡と認定しました。わが国で初めての職業性ペニシリン喘息の労災認定として、ＮＨＫ、朝日新聞、毎日新聞等マスコミに大きく報道されました。

(6) 製剤研究所を中心とした民主化サークル員への徹底した出向・配転攻撃

一九七三年一〇月二六日、私は一一月五日付での新大阪薬局（有限会社、阪神百貨店等に出店）への売り子としての出向の内示がありました。その理由として上司は能力、積極性、能率からみて研究にむかないこと、および職場での人間関係、協調性に問題があることを挙げました。拒否すれば解雇と言われました。

夕方になって、遠藤さん、Ｃさんと相談して、今回の配転の規模の大きさを知りました。遠藤さんへは食品営業への配転、半年前に生産技術研究所へ配転されたばかりのＣさんへは、化学品事業部・合成樹脂の営業への配転の内示がありました。

この三人への内示はいずれも前例のない配転・出向先であり、大阪工場地区からの放逐、営業を担当させて武田薬品の労働者との接触を断ち切る点で共通点がありました。さらに製剤研究所ではあと一〇人が配転の内示を受けていました。

私、遠藤さん、Cさんの三人はこんな不当な配転・出向を受けることはできないと、解雇を覚悟で拒否することを決めました。会社は私とCさんへの内示を撤回しましたが、遠藤さんに対して一一月七日付で配転の発令を強行しました。

松本労災闘争の勝利集会は新たな闘いの決起の場となりました。この集会には新薬学者集団の高野哲夫さんが参加してくださいました。高野さんは身体がご不自由だったので、カーネーションの会の会員が車で京都までお迎えに行きました。

遠藤さんは配転命令を拒否して研究所の職場にとどまり、大阪地裁に仮処分申請して闘いましたが、一九七六年二月同地裁は申請を却下しました。会社は組合の協力を得て制裁解雇に及びました。会社の厳しい攻撃の中で「遠藤さんを守る会」が結成され、私が会長を務めました。まるで吹雪の中を、肩を寄せ合って進むような状況でした。

遠藤さん解雇撤回の取り組みは本書の後半で語りたいと思います。次章は職場でのいのちと健康を守る取り組みを紹介します。

第4章　生命と健康を守る職場での闘い

労災活動家・遠藤富男さんが配転・解雇された後、研究所でも工場でも労災・職業病が多発しました。これらへの取り組みは「職場に安全と権利なくして、薬に安全性と有効性なし」をスローガンとして、遠藤さんの闘いとともに進められました。遠藤争議は長期化しましたが、労災・職業病の取り組みは比較的短期間に成果を勝ち取り、連戦連勝し、闘う仲間に自信を与えました。

1　一人の若い女性研究員が相次いで肝炎と頸肩腕障害に⑧

一九七五年夏、研究所の更衣室で泣いている若い女性がいました。遠藤さんを守る会の会員が泣いている理由を尋ねたところ、彼女は「自分は入社した時（一九七二年）は元気が自慢だったのに、今では首や腕が重りを載せたように重だるく、電車の吊革が持てず、ハンドバッグさえ肩に掛けられなくなりました。痛いし、不安でたまりません」と言いました。

当時、川島芙実子さんと私は遠藤さんを守る会の中で、労災職業病をなくす活動を担当していました。この女性の病気は頸肩腕障害（以下「けいわん」）ではないかと考え、面談して仕事との関係を聞き取りました。この頃、松下電器、三和銀行、住友生命、電電公社など、多くの職場で「けいわん」患者が多発していました。川島さんと私は、毎年のように労災職業病一泊学校[注]に参加して学習と交流を積み重ねてきたので、「けいわん」のことを知っていたのです。

驚いたことに、この若い女性は腕や肩の痛さに泣く少し前に、劇症の肝炎に罹患していました。肝炎も仕事との関係が疑われました。

（注）「労災職業病一泊学校」：第一回から第二〇回の期間にわたって「労災職業病一泊学校」の校長を務めた細川汀氏の論文[9]によると、「一九六八年、大阪の職対連を中心に労働組合、患者会、医師研究者、医療機関などが集まって、働くもののいのちと健康を守る運動をどうすすめるか、とことん話し合おうと始めたのが、労災職業病一泊学校でありました。そこでは、職場や地域で苦しんでいたり、たたかっていたりするものの交流と協力が最も大切なこととされました」と書かれています。

一泊学校は毎年開催され、遠藤さんを守る会の会員が初めて参加したのは一九七二年でした。たくさんの署名とカンパをもらって大変勇気づけられたことを記憶しています。毎年参加して、職場の健康を見つめる目と構えを養いました。

この一泊学校には、次第に多くの府県から、教員や公務員、各種産業労働者・労働組合が参加するようになり、参加者が五〇〇人になったこともありました。

「労災職業病一泊学校」は二〇一八年に第五一回で閉じましたが、その精神が「働くもののいのちと健康を守る学習交流集会」の中に残されています。同集会は全大阪労働組合総連合、大阪民主医療機関連合会、大阪労働健康安全センターの三団体が主催しています。

(1) 肝炎

泣いていた女性は嵯峨山ますみ（旧姓鶴野）さんでした。一九七二年春、高校を卒業して武田薬品に入社し、中央研究所・生物研究所のウイルス研究室（ワクチンの研究部門）へ配属されました。

研究室での作業の実態

まず、嵯峨山さんから作業の実態を聞きとりました。内容を以下に示します。

嵯峨山さんの所属するウイルス研究室は、一般ウイルス研究とオーストラリア抗原（以下Au抗原）研究に取り組んでいました。B型肝炎の原因ウイルスであるB型肝炎ウイルス（HBV）は、一九六四年Blumbergらによりオーストラリア抗原として発見されたので、当時はこの名称を使っていました。武田薬品が淀川労基署に提出した文書（一九七四年五月）によると、武田薬品での標準Au抗原は「Au抗原を含む慢性、急性、亜急性、電撃性の各タイプの肝炎患者血清と、健康Au抗原保有血清一〇数種類を混合したもの」でした。

嵯峨山さんは一般ウイルス研究に従事しました。朝出勤すると、まず研究室とは別の建物にある更衣室で実験白衣に着替え、次に研究所の六階の更衣室でウイルス研究用の白いエプロンに着替えます。また、ここで履物も替えてウイルス研究室へ入ります。嵯峨山さんは一九七三年から、各種ワクチン接種者の抗体価測定を行いました。

この抗体価測定では、人の血清を大量に取り扱いました。病院や学校からワクチン接種者の血清または全血が研究室へ送られてきます。一人分の血清または全血は一・五〜二mlで、それぞれガラス管に入れられており、一回に七〇〇〜八〇〇人分が送られてきました。血清をカオリンやアセトンで処理する場合は、血清を口で、一mlのメスピペットを使って吸いあげました。一日当り二〇〇人分を処理しました。誤って血清が口に入ってしまうこともありました。

一九七三年〜一九七四年二月にかけては、人の血液を取り扱わない仕事が主なものとなりましたが、無菌室で作業していたことから、同じ無菌室で各種ワクチン接種者の抗体価測定をほとんど日常的に行っている同僚の仕事を時々手伝いました。

Au抗原研究グループの人たちは、嵯峨山さんと同じようにウイルス研究用の白いエプロンに着替え、履物も替え、専用の実験室を使用しました。専用の実験室に入る時、履物を替えましたが、作業衣は替えませんでした。

一般ウイルス研究グループとAu抗原研究グループの実験室は別でしたが、マイクロピペットや二連球を取ったり取られたりすることがありました。取り返すために嵯峨山さんはAu抗原研究グループの実験室へ入ったこともありました。

試験管立てや筆記用具等は明確には区別されず、混じり合う状況でした。使用済みの器具を運搬するワゴン車は共有でした。両グループは居室を共有し、実験計画やデータの整理はこの居室で行いました。また、休憩時間には、この居室のテーブルにお菓子や飲み物を置き、両グループのメンバーはウイルス研究用の作業衣のまま一緒に、飲食・喫煙をしていました。

急性肝炎に罹患

嵯峨山さんは一九七四年一月二五日には一人で岩湧山へ登るなど元気でした。ところが二月はじめ、全く突然に急激な肝炎に罹患し、病院のベッドの上を転がりまわるくらい苦しみました。このまま死ぬのではないかと思ったそうです。さいわい経過は良く、四月末に退院しました。会社は労災申請の手続きはしましたが、労災とは認めませんでした。組合は取り組みませんでした。

労基署で業務外をほのめかされる

労基署での審査の進捗状況を知るために、嵯峨山さんに付き添って、川島芙実子さんと私は淀川労基署へ行きました。係官は「会社から嵯峨山さんの血液検査の結果が提出されていて、Au抗原、Au抗体いずれも陰性である。悪いけど上へ行ってくれるか」と言いました。これは労基署が「業務外」との決定をするので、不服なら労働審査官へ審査請求するようにという意味です。

私たちはびっくりしました。嵯峨山さんの知らぬ間に、会社は彼女の血液を東北大学医学部へ送り、その結果を踏まえて、嵯峨山さんの肝炎はAu抗原によるものではないと労基署に説明したのです。

私たちは、本人の知らぬ間に会社が大学に送った血液は、嵯峨山さんの血液か否かは判らないこと、発病の原因はAu抗原以外にもあること、本人の意見書はまだ提出していないので、結論を急がないで欲しいことなど主張しました。

感染性肝炎に関する基礎知識

高橋忠雄編『肝炎のすべて』(10) を読み、次のことを学びました。

「医療従事者や臨床検査関係者で、患者の血液、糞便、唾液、尿等に接触する機会のある人達が、肝炎に感染することは、広く知られた事実である」。

これは流行性の肝炎に罹患した患者の血液や尿等に接触して、Ａ型ウイルスやＢ型ウイルスに感染するためで、感染の経路は経口、非経口（切り傷等）の両方がある。職業性感染症としてとらえること、予防対策を立て、また発病したときの補償を十分行うことの必要性が、専門家によって論じられ、ＷＨＯも予防策を提示している。

予防策の基本は、（１）十分な安全教育、（２）作業場所を限定し、予防衣、マスク、手袋等の着用、滅菌、消毒を十分にする、（３）室内での飲食、喫煙の厳禁、口でピペットを吸いあげたりしてはいけない等である。

嵯峨山さんの仕事と肝炎との関係

嵯峨山さんの肝炎は、発症が非常に急激で、ウイルス性の肝炎と考えられます。当時、家族や友人には肝炎患者はなく、一方実験室での作業の状況をみると感染の可能性がありました。
イ　安全教育はほとんどなされず、雑談のとき「危ないで」と同僚が言う程度でした。
ロ　人の血清を、口で、メスピペットで吸い上げて、大量の検体をこなしました。
ハ　同僚が、人の唾液や尿を取り扱っていました。
ニ　Au抗原と接触する可能性がありました。

ホ　休憩時間には、Au抗原研究グループと共用の居室のテーブルにお菓子や飲み物を置き、両グループ一緒にウイルス研究用の作業衣のまま、飲食・喫煙をしていました。

急性の肝炎は、薬物等化学物質が原因となることもありますが、嵯峨山さんには該当するものは見あたりませんでした。

以上のことから考え、嵯峨山さんの肝炎は実験室で感染したとしか考えられないとする意見書を労基署に提出しました。

労基署は業務上と認定し、職場改善も進んだ

一九七一年に誕生した黒田革新府政は大阪府職業病センターを設立したので、所長の水野洋さんに相談し、労基署に意見書を提出していただきました。

このような取り組みの結果、一九七六年一月、労基署は業務上の肝炎と認定しました。この闘いは、病原体を扱う研究の管理の重要性を明らかにするものと思われます。危険性の高い病原体に研究所員が汚染された場合、これは職業病の問題にとどまらず、疾病を地域へひろめる可能性があるからです。

嵯峨山さんが労災認定されたあと、会社はヒトの血液を取り扱う研究所員のためのパンフレットを作成し、安全教育を行うようになりました。また、ヒトの血液を専門に扱う部屋を

作って、一般の人が入室できないようにしました。

武田薬品製造の種痘ワクチンにペニシリン混入(11)

一九七四年一月三日、毎日新聞は「種痘ワクチンが品不足　二社製（武田薬品と阪大微生物研究会）に抗生物質混入　百二十万人分を廃棄」との見出しで、武田薬品と阪大微生物研究会（以下微研会）が製造した種痘ワクチンに、入れてはいけないペニシリンなどの抗生物質が入っていることが国立予防衛生研究所で発見されたと報道しました。

同紙はまた、武田薬品と阪大微研会の製造する種痘ワクチンは全国の製造量の五割以上を占め、そろって廃棄処分になったため、一月初めから大都市を中心にワクチンのストックが底をつき、大阪のある保健所では赤ちゃんを連れた主婦が六〇〇人もつめかけ、東京では海外渡航に必要なワクチンが不足状態になるなど深刻な事態となっているとも報じました。

ちょうどこの頃、ワクチンの開発研究で肝炎になった嵯峨山さんが病院のベッドの上をころがりまわるくらい苦しみ、このまま死ぬのではないかと思った時期でした。「職場に安全と権利なくして、薬に安全性と有効性なし」をスローガンとして闘うことの意義を改めて感じました。

(2) 嵯峨山さんの仕事と頸肩腕障害[12]との関係

嵯峨山さんと「けいわん」との関係

嵯峨山さんが労基署に提出した自己意見書の内容を要約して以下に示します。

肝炎が治って一九七四年八月に職場復帰したところ、会社は直ちに私を同じ生物研究所の生化学実験室へ配転しました。ここで一二月までの練習期間の後、翌年一月から一人だちして、ミクロトームを用いての光学顕微鏡用標本作製作業(Ⅰ)、電子顕微鏡用標本作製、電子顕微鏡写真撮影、現像焼付作業(Ⅱ)、顕微鏡下での神経のときほぐし(Ⅲ)を行いました。

(Ⅰ)は右手を連続して使う細かい神経を使う仕事です。(Ⅱ)と(Ⅲ)は顕微鏡を見ながら進める作業が中心で、これも神経を使うとても細かい仕事です。一か月単位でみると(Ⅰ):(Ⅱ):(Ⅲ)は五:一:一くらいでした。前任者に比べて仕事の種類で三倍、量では二倍近くの仕事をこなしました。

(Ⅰ)の作業は熟練するには二年くらい必要とのことですが、半年未満で一人立ちしました。このことによる精神的な緊張のうえ、同室者は年令、学歴の隔たる男性ばかりで、あまり話し相手になってもらえず、研究所には休憩室がないため、休み時間も一人で机にむかってお茶を飲む程度で、気分転換もできませんでした。作業でキシレンを使いますが、局所排気装置がなく、キシレン等溶剤の臭いの中での作業でした。

（Ⅱ）は一人作業で、冬になるとこの室はとても寒く、この仕事をした翌日は必ずといってよいくらい風邪をひきました。

私の記憶では一九七五年二〜三月にかけて集中して（Ⅱ）と（Ⅲ）を行い、その頃から、目、肩、首、背中に疲れとだるさを感じ、根気がなく、イライラする状態が続きました。六月に入って（Ⅰ）の仕事が増え、一日の仕事が終ると目が疲れ、指先、両腕が痛み、肩こり、背中のだるさなど疲労が翌日まで残るようになり、いつも全身がだるい状態でした。

このようなときに六月末から口頭筆記で極度に右腕を使いましたので、急激に症状が悪化し、電車のつり皮も、ハンドバッグも右手で持てなくなりました。以上の経過からみて、作業と頸肩腕障害との関係は明白です。

中央研究所では一九七三年一月の所員数は一二六一人でしたが、会社は四年間に一〇〇〇人へと削減する方針をうち出しました。削減率は女性の方が大でしたので、嵯峨山さんのように実験の実務と雑務を担当する立場の女性の労働強化は厳しいものとなりました。

会社は「けいわん」を業務上と認めず、嵯峨山さんを攻撃した

嵯峨山さんが「仕事で『けいわん』になった」と会社に言ったところ、安全衛生課長は「失恋したらなる」、「仕事をいやいやしたらなる」と言い、会社は業務上の疾患とは認めませんでした。労災申請したところ、同僚たちは挨拶してくれなくなり、口もきいてくれなくなりました。そのうえ彼女の入れたお茶も飲まなくなりました。会社は彼女の結婚式に「行くな」と妨害しました。そして、再度配転を強要してきました。

彼女が拒否を続けると、病気で休んでいる間に職場ごと皆が引っ越してしまうありさまで、出社してみると彼女の机だけポツンと残してありました。組合は再配転を薦めるのみでした。

労基署は業務上と認定、職場も改善された

私たちは労基署へ赴き、作業実態と症状との関係を丁寧に説明しました。その結果、労基署は一九七五年一二月、業務上と認定しました。生物研究所では労使間で、ミクロトーム作業者に健診を実施することが決められました。職場改善も進んだのです。

嵯峨山さんは西淀病院の田尻俊一郎医師の治療を受けて治癒しました。

2　抗生物質の開発研究で女性所員が頸肩腕障害に

前述の嵯峨山ますみさんは、同じ職場の同僚たちに「けいわん」患者の苦しみ、病気と仕事との関係を理解して欲しいと考えて、家庭訪問に取り組みました（一九七五年夏）。パジャマと歯ブラシを持って、中央研究所・生物研究所の女性宅を訪問し、泊まり込みで語りました。すると、「痛い」と訴える人に出会いました。上方万寿美さんでした。上方さんは「誰か腕を取ってくれ、首もいらない。痛む背中を削って欲しい」という辛い毎日を過ごしていました。

上方さんの仕事と頸肩腕障害との関係

上方さんは主に感染マウスを無菌的に解剖後、臓器中の菌を培養する仕事をしていました。また、無菌的なピペット作業を繰り返す試験管での抗菌力テストもしました。どちらも両肘を揚げたまま、細かく手を使い、しかも高度に神経を使う仕事でした。

先に述べたように、会社は一九七三年から研究所の大幅な人減らし計画を立て、削減率は女性の方が大きかったので、女性所員は労働強化に追い込まれました。抗生物資の開発に重点が置かれたため、上方さんの上司は残業と休日出勤を繰り返していました。

上方さんは少しでも役に立ちたいと必死に働きました。彼女は一九七五年一月に第二子を出産したのですが、仕事が忙しいので、はじめは育児時間を半分に削って働きました。

午後の作業が解剖の連続となった一九七五年八月、仕事中に痛みが背を走り、歯ブラシも自由に使えなくなりました。それ以降「誰か腕を取ってくれ、首もいらない。痛む背中を削って欲しい」という辛い毎日となったのです。

西淀病院の田尻俊一郎医師は上方さんの病気を頸肩腕障害と診断し、治療してくれました。

会社は業務上と認めず、組合は不支持を決定

会社は子どもの抱き過ぎでなったと言って、労基署への申請に対しての協力を拒みました。組合に力添えを求めましたが、支持しないことを機関決定しました。

独自に取り組んで労基署で労災認定

上方さんはめげずに労基署に労災申請しました。川島芙美子さんと私、それに嵯峨山さんが上方さんを支えました。上方さんの仕事と「けいわん」の症状を聞きとり、分析しました。上方さんは職場の仲間に励まされ、また、大阪「けいわん」罹病者の会や大阪労災職業病対策連絡会の助言を受けて、自己意見書を作成し、労基署に提出しました。

一九七七年一二月、淀川労基署は上方さんの「けいわん」を業務上と認定しました。

武田薬品が抗生物質を違法の「おまけ付き販売」(13)

抗生物質の開発研究で上方さんが「けいわん」となり、業務上認定を勝ち取って三か月後の一九七八年三月、武田薬品は抗生物質を違法の「おまけ付き販売」していることが分りました。厚生省は武田薬品の抗生物質センセファリンカプセル五〇〇mgを薬価基準から削除し、健康保険での使用を禁止するとの決定を下しました。このことを朝日新聞、毎日新聞、しんぶん赤旗などが三月一五日に一斉に報道しました。報道によると、同社が卸売業者に対し五箱以上買った医師に一箱、一〇箱以上で二箱を添付する旨の文書を作成し、指示していることが明らかになったからです。

ただの薬は過剰投与につながり、続発する薬害事件の背景にもなっているなどとして、一九七〇年の中央社会保険医療協議会（以下中医協）決定に基づく薬務局長通達で「おまけ」販売は禁止されてきました。

内部告発とみられる同省への投書で、卸売業者への具体的なおまけ量や、厚生省が定めている薬価とはケタはずれの値引き額を記載した指令文書など動かぬ証拠があがりました。武田薬品では「第一線の学術宣伝担当者が会社の方針に反して独断でやったこと」と反論しましたが、厚生省は「本社の指示であることは疑う余地はない」と処分を決めました。

労働者の権利と国民の権利

上方さんは後に、「『けいわん』になったのは会社の安全配慮義務違反」として、会社に補償を求める闘いに加わりました。

会社は同じ時期に、職場では安全配慮義務違反、一般社会では違法な「おまけ」販売をしていました。労働者の権利と国民の権利はこのように繋がるものなのです。労働者がしっかりと闘ってまともな職場にすることが、社会を良くすることに繋がるのです。

3　注射剤製造職場での酸欠による死亡災害

一九七六年一月二二日午後、武田薬品大阪工場で酸欠による死亡災害が起きました。救助しようとした佐々木利造さんは意識不明となりましたが、一命を取りとめました。

この項は佐々木さんの報告[14]と、「ともしび」と題する機関紙に基づいて書きます。「ともしび」は遠藤さんを守る会で労災職業病をなくす活動をしていたサークルの機関紙で、内部資料です。

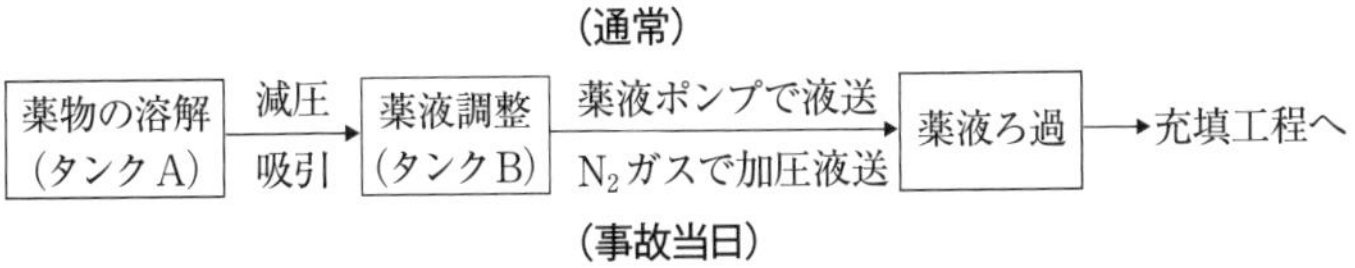

図1　尿路血管造影剤の製造工程図

(1) 事故の発生状況

Fさん（男性　三五歳）と佐々木さん（男性　三〇歳）は大阪工場で尿路血管造影剤（バイアル入り）の生産に従事し、薬物の溶解工程から濾過工程へ送るまでの作業を担当していました。

事故前日までの工程を図1に示します。

事故前日までの生産では、まず、薬物を溶解し、出来た原液を減圧吸引して一六〇〇ℓの調製タンク（タンクB）へ送りこみます。タンク内は減圧状態になっているので、窒素ガスを入れてタンクB内を常圧に戻し、蒸留水を追加して最終液量に合わせます。

次にタンク下部から窒素ガスを吹きこんで、攪拌して均一な薬液とします。その後、四〇～五〇℃に薬液を加温し、タンク底部のコックを開いて薬液ポンプで次の濾過工程へ送ります。このときは、上部のマンホールを開けているので、タンク内に部屋の空気が入り込みます。

この注射剤は、以前から異物が多く認められ、GMP（Good Manufacturing Practice）[15] の関連からも、製造工程で特に問題となっていました。また、クレームの対象ともなっていたようです。

一九七六年度の生産をはじめるにあたり、一月二一日から異物減少策の一つとして、まず一月二一日（事故前日）は従来四〇～五〇℃で加圧ポンプ濾過していたのを、低温（一五～二〇℃）濾過に切りかえ、事故当日の一月二二日は、さらに加圧ポンプ濾過から窒素ガス加圧濾過に切り替えるなど、作業方法は毎日変えられていました。

問題が起きた場合、本来なら生産をストップして原因を究明し、対策を講じたうえで生産を再開すべきものですが、会社は生産を止めませんでした。

一月二二日の作業方法の変更は、その前日に上司から口頭で、図1の「薬液ポンプで輸送」の工程を「窒素ガスで加圧輸送」に変更するように命じられました。そこで、佐々木さんたちは窒素ガスをタンク内に入れ、一・〇 kg/cm^2 にまで加圧して次の濾過工程へ送りました。

次の工程への液送が完了すると、二人の作業はタンクBの洗浄とタンクB回りの雑作業です。タンクBの洗浄はヘルメットを着用し、専用のブーツを履いて、タンク上部のマンホールから中に入り、タンク内壁を重曹で洗浄した後、水道水で濯《すす》ぎ、さらに蒸留水で濯ぐことになっていました。

次の工程への液送が完了すると、使用した機器の後始末と翌日の生産準備のため、一日のうちで最も忙しい時間帯に入ります。この日は液送の完了が四時四〇分過ぎで通常よりも遅く、特に気ぜわしい作業になりました。

Ｆさんは、タンクＢを常圧に戻した後、いつものようにタンク洗浄のため、マンホールから入っていきました。あとで考えると、Ｆさんは窒素ガスの充満したタンクの中へ入ったわけです。Ｆさんが入った後、佐々木さんはタンクＢの外の雑作業をしていました。普通タンクＢ内での作業は五分位で終るので、佐々木さんがその時刻にタンクＢの中を見たところ、Ｆさんが倒れているのを発見しました。

滑って転んだのかなと思い、直ぐタンクＢ内に入りＦさんの胸のあたりを両手で持ち、どうしたんかというふうなことを言っているうちに意識がなくなりました。その後、無意識にタンクの中のステップに足をかけ、マンホールから上半身を出していたところを救助されました。

(2)　労働安全衛生法違反による死亡災害

佐々木さんが意識不明の状態から回復して、病院で治療をうけていた病室へ遠藤さんを守る会の仲間が見舞に行きました。そして「酸素欠乏症防止の手引」を差し入れしました。佐々木さんはこれを読んで酸素欠乏症危険場所で働いてきたことを初めて知りました。

このような場所で作業させる場合には、会社は酸素測定器を置き、タンク内に入る前には酸素濃度を測定する義務があること、作業者に対して酸欠症予防に関する特別教育が義務づけられていること、酸欠危険作業主任者を選任すること、事故発生時の救出においては、空気呼吸器などを使用して救出させることなどが、労働安全衛生法の酸素欠乏症防止規則で定められています。会社はこの規則をまったく何も守らずにいたのです。

(3) 事件の背景

佐々木さんは入社以来一四年間、大阪工場製剤部第二課(以下剤二と記す)で注射剤の製造に従事してきました。武田薬品の注射剤は、大きく分けて、大阪工場と湘南工場の二工場で生産され、剤二は一九七五年まで注射剤生産の主力工場でした。

会社は一九七五年二月に、中期経営計画を組合に提示し、「剤形別に効率のよいGMP対策をたてる」という触れこみで、注射剤の中心的な製造を湘南工場へ移すことを明らかにしました。同時に、剤二の主力製品であった、五〇〇mlバイアル入り輸液セットの生産も清水製薬(武田薬品の子会社)へ移営することも明らかにしました。

この頃、剤二には、約一四〇名の労働者がおりましたが、製品の移管によって、三分の一に縮少されると知らされ、職場の仲間は不安にかられました。以後、毎月のように配転が行われ、係長ですら「俺もどうなるかわからん、課長に首洗って待っとけと言われた」というほど労働者の不安は高まっていました。酸欠死亡災害はこのような合理化の嵐の中で起きたのです。

（４）佐々木さんたちの取り組みと会社、労基署、警察、検察官、裁判所の対応

事故の後、会社は「解剖の結果がまだ出ていない。酸欠でないかも知れない」、「各関係省庁で原因を調べているところで、原因はまだわからない」などと言いました。

酸欠事故で亡くなったＦさんの夫人は五月の出産を楽しみにしておられたのに、ショックで流産されました。一緒に元気に働いていたのに、声をあげることもできず、あっという間にタンクの底で命を落としたＦさん、それにつづいて、この世に生れ出ることもできず、奪われてしまった幼い生命、そして危うく難をのがれた佐々木さん、自分はどうやっていくべきか、しばらく茫然として日を送りました。

三月に入って、仲間の勧めで、佐々木さんは姫島病院の田尻俊一郎先生を訪ねて、どうするべきかを相談しました。

三月一三日、佐々木さんとその仲間三名は、淀川労基署の係官をたずねて状況を聞きました。酸欠による死亡災害と結論されていること、引き続き労働安全衛生法違反の疑いで捜査中であること、捜査の結果、会社の責任者が検察庁へ送られ、起訴される可能性のあることが分りました。

この頃、大阪大学医学部での解剖の結果、Ｆさんの死亡原因が窒息であることが分りました。会社は四月二二日、事故調査報告をまとめました。会社は酸欠事故に対して万全の対策をたて

てきたこと、Ｆさんが作業注意書を守らなかったことを報告書で強調しました。

佐々木さんはその作業注意書を会社で見たことも実施したこともありませんでした。淀川警察署で見せられてびっくりしました。警察署で写しをもらって持ち帰り検討したところ、この注意書は酸欠防止規則をまったく無視して作成したものでした。

職場ではＦさんの夢を何回も見るという同僚や、「これではあいつが浮かばれない」と怒る友人もいて、無責任な会社の態度に抗議する声が広がっていました。

四月末、淀川労基署は法人と現場の責任者（課長）を検察庁へ書類送検しました。会社が作業主任者を置かず、酸素濃度を測定しなかったためにＦさんが死亡したと労基署が結論を下し、最高の司法処分をしたのです。

検察官は労働安全衛生法違反で法人である武田薬品工業と現場の責任者を起訴処分とし、裁判所は副社長と課長にそれぞれ五〇万円の罰金刑を言い渡しました。両者はこれに従いました。

一方、警察署は会社がＦさんの遺族に対して三〇〇〇万円を支払い、嘆願書も警察へ提出されたので示談が成立したと判断したのか、調査をあまり進めませんでした。佐々木さんが何回も問い合わせたので、警察署はようやく八月中に責任者を過失致死の疑いで地検へ送検することになりました。佐々木さんは重要参考人として、八月二六日地検に呼ばれました。

業務上過失致死罪については上司に過失責任があるものの、遺族とすでに示談が成立し、嘆願書も出されているという理由で、検察庁は起訴猶予としました。

総括安全衛生管理者でもある工場長の責任が課長に転嫁されたことに問題が残りますが、会社の責任をはっきりさせたことは私たちの取り組みの大きな成果と言えます。

しかし、会社は「被災者の不注意だ」とする事故調査報告を撤回せず、佐々木さんには謝罪も補償もしませんでした。会社は職場報告で「これで円満解決した」と言い、労働者の怒りをかいました。

4　注射剤の異物検査で女性労働者が腰痛・頸背痛症に

一九七六年五月の連休に、「遠藤さんを守る会」の仲間たちは信州へ出かけました。唐松がようやく新芽をつけはじめた八ケ岳のふもとの宿舎で、富樫《とがし》弘子さんは「けいわんの『けい』は何のこと?」と聞きました。これが彼女の職業病への取り組みのスタートとなりました。

この項は、過去に発表した西田の報告、[16]富樫さんの報告[17]および「ともしび」と題する機関紙に基づいて書きます。「ともしび」は「遠藤さんを守る会」で労災職業病をなくす活動をしていたサークルの機関紙で、内部資料です。

(1) 過酷な異物検査業務で発病

富樫さんは一九六三年に武田薬品大阪工場に入社、一〇年後に注射剤の異物検査部門（製剤第二課）へ異動して、肉眼検査と「高速」自動アンプル検査機（AK検査機）の業務に従事しました。この職場は先に述べた酸欠による死亡災害が起きたところです。

肉眼検査は、アンプルやバイヤル瓶入りの注射剤を全数検査します。一mlアンプルの場合、四本を左手に取り、テーブルの白紙の上に並べて、アンプルの先の検査をします。次にこの四本のアンプルを右手にとり眼の前の一〇〇ワットの電球にかざして、注射液の中の六〇ミクロン以上の異物をチェックします。

部屋全体は六〇ルクス以下の暗さで、眼前だけ五〇〇ルクスくらいにまで明るくして検査するのです。アンプル一本につき検査項目は一三で、一分間当たり三〇本のノルマでした。右ひじを空中にあげて一一〇分間連続して検査し、一日八時間作業しました。

作業を始めて五〇分もすると、首がキーンと痛くなり、眼がかすみます。検査員の中から、眼精疲労や視力低下で診療所へ行く人、月一回あんまに通う人、整形外科へ行く人、肩こりから歯が浮いて職場を換わった人が出ました。

武田薬品と同じ地域（大阪市淀川区）にある外資系製薬会社・日本シエーリングでは、注射剤の異物検査と包装作業に従事した労働者のうち八人が頸肩腕障害となり、一九七四年に労災

表1　武田薬品と日本シエーリングとの注射剤の異物検査業務の比較（1ml アンプルの場合）

	武田薬品（1976年）（富樫さん発病当時）	日本シエーリング（1974年）（8人の患者発病当時）
検査本数	30本／分	8～9本／分
検査方法	肉眼検査	拡大鏡で拡大して肉眼検査
1連続作業時間	110分（最長130分）	50～60分
ローテーションの有無	無	有（包装業務と1日交代）
備考	完全週休2日制	第1、第3土曜日は休日

認定されていました。

作業内容を比較して（表1参照）武田薬品の仲間はびっくりしました。武田薬品では日本シエーリングと比較して、一分当たりの検査本数は三倍、一連続作業時間は、二倍でした。検査方法も日本シエーリングは丁寧で、拡大鏡を使って検査していたのです。この比較を知った日本シエーリングの労働者は「そんなに見させられたら病気になって当然やわ」と言いました。

ＡＫ検査機は、武田の開発した検査機であり、一台で検査員一〇人分の処理をする能力を持つとされました。他工場で本格的に使用する前の試行の段階で、富樫さんはもう一人の検査員と共に、二時間交代で「仕込み」と「取出し作業」をしました。一九七四年から二年間この機械で作業しました。

「仕込み」は三分間を一単位とした連続一一〇分の作業です。一単位の仕事は倒立板に入った八〇〇本のアンプル（約五kg）を腰でバランスをとりつつ正立させ大きく左右に振りまわして、アンプル頭部の液をとり、高さ八五cmの仕込台の上に並べます。高さ三五cmの椅子前端に坐って、八〇〇本のアンプルの量不足、熔封不良など一三項目を観察し、膝前にある不良缶入れへ、項目別に分類します。

機械の動きに遅れないよう良品を仕込みます。足を前へ出せないので左右に揃えたり広げたりと、不安定な椅坐姿勢と腰背部の屈曲作業（約二分）が続きます。六〇ホーン以上の騒音のなか冬は寒く（しばしば、〇℃以下）、夏は三〇℃近くで汗を流すきつい仕事です。

一方、「取出し作業」は八二cmの作業台上で左から右へ流れる良品のアンプルを、高さ五五cmの椅子に坐って、右手で寄せ合わせて缶に詰めます。足はつま先だけしか床につかないので、材料の一部に右足をひっかけた不安定、不自然な姿勢のままで、一一〇分間連続作業をしました。

会社は、機械がいかに早く検査するかに力を注ぎましたが、作業員の作業姿勢や疲労には配慮しませんでした。

富樫さんは肉眼検査では、首の痛み、肩こりに悩み、ＡＫ検査機では作業中足のだるさを自覚するようになりました。次第に帰宅後も足がだるく立っておれないようになり、立ちくらみ、胃炎も加わりました。

（2）四年間の苦労実って業務上認定を勝ちとる

一九七六年春以来、富樫さんは腰痛・頸背痛症を業務上と認めて欲しいと組合を通じて会社へ要求し続けました。しかし会社は業務上と認めず、半日欠勤の制度を使って通院治療する富樫さんに制裁をほのめかし、昇給を遅らせ、一時金も有給休暇も半分にする態度に出ました。残念なことに組合もこれに同調しました。富樫さんは一九七八年一二月淀川労働基準監督署（以下労基署）へ労災申請しました。

生産現場で初めての認定闘争であったため、運動の展開が遅れ、またその間に彼女の結婚・出産もあって、労基署の審理は長引きました。一九八〇年になってようやく職場で支援する会が発足し、七六〇団体の署名を集め、また職場の同僚が労基署へ要望書を出し、労基署交渉に参加してくれる人も増えました。東中光雄衆議院議員の国会での会社の姿勢追及、依田きく子府会議員の労基署交渉参加、吉田医師の意見書の提出、駅頭や門前でのビラ宣伝などと盛り上げ、労基署交渉を積みかさねて一九八〇年三月業務上認定を勝ちとることができました。

（3）労災認定後の会社の執拗ないじめ

労災認定されてほっとした富樫さんでしたが、会社は賃金カット分を支払わないばかりか、通院時間にも制限を加えました。九月には勤務時間中に、係長が「一緒に仕事をするのは全員が苦痛だと言っている」と言うのに合わせて、同僚たちが、「職場では労災とは認めていない」「（病気で一人前の仕事ができないなら会社へ来るな）結婚せんといたらええやん」「子供なんか産まんといたらええやん」などと二時間半も富樫さんを吊し上げました。

一一月になると会社は富樫さんに二方が窓になっている物置（ガラスの檻）で、他係の仕事をするように命じました。朝八時から五時まで、巻いてあるロープを一定の長さに切っていくだけという単純な仕事を延々とさせられました。

朝「おはよう」と言っても誰も答えてくれない、午前・午後の一〇分の休憩はもっと辛いものでした。一緒におやつを食べていたのが、同僚達は同じ休憩室で、富樫さんの座っている反対の場所に集まって休憩するようになりました。

富樫さんは一九八〇年一一月、会社の嫌がらせと隔離を止めるようにと淀川労基署へ行政指導を申し入れました。翌月、同労基署は富樫さんの職場の立ち入り調査をしてくれました。また、職場の自由と民主主義を守る全大阪連絡会議（大阪職自連）が取り組む法務局人権擁護部交渉に加えてもらい、「遠藤さんを守る会」の支援も得て会社に抗議しました。

これらの行動の結果、一九八一年一月下旬にはガラスの檻から出ることができました。会社は富樫さんにラインの仕事の一部をするようにと命じ、次第に仕事の種類も増やすと言いました。

この頃から富樫さんはうつ状態になり、専門医を尋ね、カウンセリングを受け、薬を服用しながら職場に出勤していました。半年ごとの定期券購入時、「あと半年間がんばれるかな？」と思いながら購入することが、二年ほど続きました。

富樫さんは第二子出産後の一九八六年に躁鬱状態となり、一九八八年に液剤の空瓶仕込み作業（約一五kgの物を取り扱う）で腰痛となり労災と認められましたが、このときから生産のラインに入れてもらえなくなり、仕事を与えられない状態が続きました。

この時期、富樫さんを支えてくれたのは近くにいる「遠藤さんを守る会」のメンバーの木下英子さん（木下善嗣さんのパートナー）でした。彼女とは職場は異なりましたが、昼の休憩時間に売店で毎日暗い富樫さんの話し相手になってくれました。本当に当時の富樫さんにとっては、彼女のたくましさが支えでした。

仕事がもらえないので、この時間をむしろ有効に利用しようと考え、富樫さんは自費での社内通信講座を利用して職場でワープロを勉強しました。次々と他の講座を学習していきました。最後に「医薬品製造における衛生管理入門」、「衛生管理者受験講座」などを学習しました。学習するようになってからは、躁鬱状態が軽くなり、ワープロを使っての事務作業など少しずつ仕事を取り戻しました。

「うたごえ」サークルに再参加し、「遠藤さんを守る会」のメンバーと山登りもするようになりました。二〇〇二年に「六甲縦走」（五六km）に再挑戦し一五時間かけて完走しました。

厳しい職場環境のなかで、富樫さんがここまで心身の健康を取りもどすことができ、定年を迎えることができたのは、自分達も大変ななか暖かく支えてくれた仲間達の力でした。

（4）武田薬品の静注液に針金混入

「新医協」と題する新日本医師協会の機関紙は一九七六年八月一日付発行の第七五三号に、「静注液に針金混入　厚生省・武田薬品に申し入れ」と報じました。同紙には「会員の医師は五月二〇日朝、診察時に武田薬品の静脈用ビタノイリンの一瓶に針金が混入しているのを発見し、ことの処理を新医協の久保幹事長に全面委任された」「久保幹事長は厚生大臣と薬務局長に緊急措置を要請し、武田薬品工業社長には、その責任と事情、対応策について文書で通告した」「厚生省は薬事法に基づき同一ロット薬品の回収指示と、GMPに基づく立ち入り調査を行うとの返事があった」と書かれています。そして針金が混入しているバイヤル瓶の写真も掲載されています（図2）。静脈用ビタノイリンは大阪工場で製造されたものです。

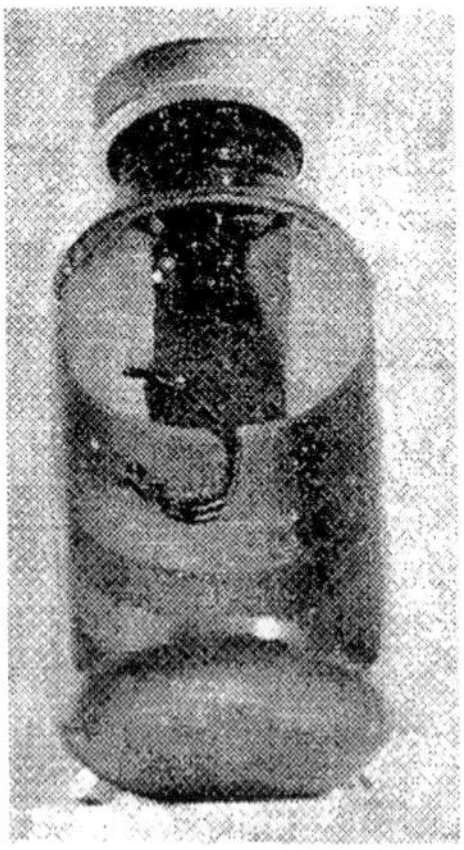
図２　針金の混入した静注液（新医協753号1976年8月1日号）

また、同紙には新日本医師協会と武田薬品が話し合いの場を持ち、その席で久保幹事長は「どんなに訓練された人でも、注意力の限界は、通しでも四五分間位だ。そのための検査員の拡充、労働条件の改善、安全のためのシステム化が必要である」と発言されたと書かれています。

静注液に針金が発見された一九七六年は注射剤製造部門で酸欠による死亡災害が発生し、富樫さんが頸背痛・腰痛症を発病した年でした。酸欠事故は酸欠則を無視して尿路血管造影剤の異物対策と生産を同時に行う中で起きました。富樫さんは人間の能力の限界を超えた異物検査業務で発病しました。久保幹事長が指摘されたように、製品の品質は労働条件に緊密に結びついているのです。

5　職場の安全衛生体制の改善と労災職業病被災者の補償闘争勝利

(1)　職場の安全衛生体制の改善

【大阪工場】

武田薬品大阪工場で起きた酸欠による死亡災害（一九七六年一月）に関して、被災者の佐々木さんと「遠藤さんを守る会」のメンバーは淀川労基署交渉を重ねました。

一九七六年三月、淀川労基署署長は「酸欠事故の起きた真の原因を明らかにするため、総合的に徹底的にメスをいれる」と約束しました。同年五月の署交渉で約束の実行を迫ったところ、五月一二日と一三日に署長らが大阪工場の総点検を行い、多くの行政勧告と行政指導を行いました。

六月に労基署で説明を受けた総点検の結果を私のメモ(18)からまとめて記します。

〈行政勧告〉

①中央安全衛生委員会の構成要素において、労組推薦の委員数が半数を下回っていた。
②移動式クレーンの定期自主検査は、月一回の点検が定められているのに実施していなかった。
③クレーン、エレベーター、簡易リフトの定期自主検査において、一部の項目が漏れていた。
④有機溶剤中毒予防規則（以下有機則）、特定化学物質障害予防規則（以下特化則）の局所排気装置の自主点検において、一部の項目の点検を怠っていた。
⑤火災や爆発の報告をしていなかった（報告義務違反）。

〈行政指導〉

①安全衛生管理体制の問題として、一九七六年度の安全衛生管理の年間計画を具体的に立てること。
②自主点検で法定の点検項目が漏れているので、点検表の総点検をするように。例として、

フォークリフト、乾燥機、局所排気装置。
③職場の安全衛生点検において、設備や作業動作について実施すると同時に、法定点検もパトロールで行うように。
④環境測定について、場所と回数を定めて実施し、結果を明確に保存するように。
⑤健康診断の個人票において、各人の有害業務歴を把握できるようにしてほしい。
⑥災害発生後の事故対策では、かなり時間のかかっているものがあり、対策が遅い。早く実行できるようにしてほしい。
⑦安全衛生の指示が末端まで徹底するようにしてほしい。また、末端の意見を把握できるように体制を整備するように。
⑧通勤災害の減少対策を立てること（年間二〇件起きていた）。
⑨ノルマルヘキサンで機械を拭いていたが、代替品を使うこと。

【研究所】

労働者による申告と労基署の総点検

会社は大阪工場に続いて研究所も総点検を受ける可能性があるとして、点検をはじめました。そこで私たちは研究所員からアンケートを取り、その結果に基づいて一九七六年六月一二日、淀川労基署へ申告しました。

点検する時に、是非見てほしいことや指導してほしいことがあると、労基署の署長に訴えたのです。申告には工場の人も含めて一二人が参加しました。アンケート結果のまとめを署長と主任に渡し、該当する職場の所員が具体的に説明しました。

安全教育に関しては、職場に配属された時や配転された時に安全教育を受けたとの回答は〇％、特定化学物質障害予防規則や有機溶剤中毒予防規則を見たことのある人は五％であり、安全教育が不十分であることを訴えました。病原体を感染させた動物の取扱いへの不安、担がん動物を作る際の強力な発がん物質取扱いへの不安、休憩室がないため体調の悪い時は更衣室の足台に横たわって休憩することなどを説明しました。二人は法律書をめくりながら、約二時間半熱心に聞きとってくれました。

同年六月二二日と二三日、淀川労基署の署長、次長、第二、第四方面主任、および産業安全専門官が研究所の総点検を行いました。

七月一七日「遠藤さんを守る会」のメンバー五人は労基署へ赴き、研究所の総点検の結果について、署長の報告を聞きました。第四方面主任も同席しました。署長は会社に対し、安全衛生体制の確立と、安全衛生のスタッフと管理職との間の太いパイプの構築を指導したと説明しました。

現在、工場長が研究所の安全に責任を負える筈がないので、研究所は独自の体制を確立するべきとの見解でした。これには私達も同感でした。さらに署長は五項目の行政勧告と六項目の行政指導を会社にしたことを報告しました。

出席した川島健也さんが、その報告を詳細にメモしてくれました。そのメモに基づいて、労基署長の報告の内容をサークルの機関紙「ともしび」第六号(19)に詳しく報告し、仲間に知らせました。その内容を記します。

〈行政勧告〉

①有機溶剤取扱いについて

取扱い職場を調査し適用職場には、有機則適用職場に掲示をしなさい。適用外の職場は、まとめてどこかに掲示しなさい。

②事務所衛生基準規則を守りなさい。

中央研究所長室等の事務室は、温度、湿度、炭酸ガス濃度、一酸化炭素濃度を二カ月に一度測定し記録を保存しなさい。

③時間外労働

女子の残業を二時間以内にしなさい。また、三〇分残業の切り捨てをやめなさい。

④機械による危険の防止

遠心分離機の自主点検は法律を守って実施しなさい。

⑤発酵生産物研究所の攪拌機のシャフトのキーに変更命令

〈行政指導〉

①安全教育

研究所には厚さ一〇cmにもなる安全守則の束があるが、労働者に周知させていない。職場に配置または配転した時、法規と安全守則を教育し、周知徹底しなさい。

②有害物対策

有機溶剤、特定化学物質、発がん物質、変異原化学物質、アレルギー物質の取扱い状況を把握し、対策を立てなさい。

③病原体への対策

作業守則（運営要領）を教育しなさい。

④休養室

研究所内に、横になって休める休養室を作りなさい。

⑤産前産後休暇・育児時間

産後二週間で働かせたり、育児時間を一日一回三〇分に短縮したりせず、労基法を守りなさい。

⑥原材料の有害性を事前調査して、必要な対策を立てなさい。

（２）闘いの力で前進させた会社の安全衛生対策

「遠藤さんを守る会」のメンバーは、研究所員の松本洋治さんの職業性喘息による死亡災害への取り組み、大阪工場のＦさんの酸欠による死亡災害への取り組み、研究所で肝炎とけいわんにダブル罹患した嵯峨山ますみさんの闘いなどを継続してきました。そして、今回は労基署への申告を行いました。これらの災害発生と労基署への申告を重視した淀川労基署の総点検は、会社の安全衛生への取り組みを大きく変えました。

労基署の総点検と勧告・指導から約二年後の研究所での職場改善について、私は『労働と健康[20]』誌に報告しました。その内容を要約します。

〈安全衛生体制の改善〉

労働安全衛生法第一〇条は、政令で定める規模の事業場ごとに、厚生労働省令で定めるところにより、総括安全衛生管理者を選任しなければならないと定めています。

武田薬品には多くの事業場があります。大阪工場地区という事業場では、その中に生産部門、研究所、特許、機械計算部門などがあり、安全衛生体制としては、これまで工場長（生産部門）が総括安全衛生管理者に選任され、全部門の責任を負ってきました。

しかし、淀川労基署は、多種多様な危険、有害作業のある研究所の責任まで、工場長が負えるものではないと考え、研究所独自の安全体制を確立するようにと指導したのです。

会社はこの指導をうけて、中央研究所長を総括安全衛生管理者に選び、一九七七年四月から、研究所を一つの事業所として扱うことにしました。そして、中央研究所の総務部に安全衛生を専門にとり扱う次長をおき、運用面の責任者としました。

全社的な面では、組合の要請もあり、会社は本社（道修町）人事部に安全衛生の責任部門（安全管理室）を置くこともしました。本社の監査部が研究室を巡視して、問題点を指摘することもなされました。

〈職場の改善〉

①安全教育

大きな変化として、職制教育があります。すでに何年も前から職制であった人がまず対象とされて、特化則や有機則などが教育され、新任職制にはすぐに教育が実施されました。これにより、職制層の安全衛生意識が高まりました。「特化則ってなんや」という職制はいなくなりました。

また、配転などで研究内容の変化した人には、新しい仕事につく前に、職制から一定の安全教育がなされるようにもなりました。全国労働衛生週間には、腰痛や有機溶剤中毒のスライドが職場で上映されるようにもなりました。

②危険・有害物質対策

研究所ごとの作業守則、化学物質取扱規則など有害・危険作業ごとの規則が沢山作られました。回覧して研究室単位に保管し、必要なときに見られるようにしてあります。

臨床検体取扱い作業は感染の危険があるので、場所を規定し、その場所の設備改善がなされました。

ホルモン、かぶれ易い物質を専用にとり扱う安全室が設けられた研究所もあります。

病原体を取扱う職場では口でピペットを吸い上げないよう、安全ピペッターを使用することが指導されました。

有機溶剤、ラジオアイソトープ使用者などの健診対象が拡大されました。また、抗生物質の取扱い者には、事前にパッチテストがされるようになりました。

③事務室の衛生対策

労基署の行政指導がなされたので、会社は中央研究所長室等事務室の温度、湿度、炭酸ガス、一酸化炭素濃度を測定するようになりました。

④安全衛生委員会

従来から定期的に開催されていましたが、その内容を報告する職場が増え、議事録が回覧される職場も増加しました。

また爆発などの事故発生時の報告書がＢ５判からＢ４判に変わり、防止対策が具体的内容に変化してきました。さらに安全衛生委員会での委員の提案で、研究所で起きた爆発などの事故例とそれへの対策が一冊のパンフレットにまとめられ、全員に配布されました。これをテキストにして学習会をした研究室もありました。

⑤産業医の活動など

産業医の先生の職場巡視が頻繁に行われるようになりました。また衛生管理者や各種の作業主任者も増加しました。

⑥財政面での変化

「安全性を理由にあげると機器が買ってもらえる」と言われるようになりました。古くなった機械の買い替えや設備面で、安全性が従来よりも大切にされ、予算面でも保障されてきました。

けいわんや腰痛などの疲労性の疾患への取り組みの弱さなど問題点があるものの、闘いの力で安全衛生に関する大きな職場改善を勝ち取ったことはなによりも励みでした。

私たちは差別と攻撃にめげずに、働く者のいのちと権利を守る闘いを継続することの意義を再確認しました。

（３）労災職業病被災者四名の補償闘争(21)

国の定める労災保険の給付内容はとても不十分なものです。例えば、肝炎の嵯峨山ますみさんは労災認定されて、休業した時の賃金と治療費の一部が労災保険から支払われました。しかし、肝炎が重症だったために特別室で治療を受け、差額ベッド代として二三万円余を請求されました。若かった彼女は貯金を下ろして支払わねばなりませんでした。ベッドの上を転げまわって、「このまま死ぬのでは」と苦しみましたが、それに対する慰謝料はありませんでした。嵯峨山さんは会社に対して実損害や慰謝料請求をしましたが、納得できる回答は得られませんでした。

上方さんについても同様でした。意識不明で救出された佐々木さんに対しても、会社は謝罪せず、慰謝料も払いませんでした。労働組合の支援も得られませんでした。そればかりか、富樫さんに対しては、労災認定後に職場でつるし上げ、みせしめとしてガラスの檻の中で作業させ、職場八分などの攻撃を加えました。

四名は力を合わせて

個人で闘うことの限界を知り、同じ被災者を出さないために、裁判をしてでも会社に責任を認めさせようと、四名は一九八〇年一一月に「被災者の会」を立ち上げました。

表２　被災者四名の発病・発生と認定等年月日

氏名	所属	疾病・災害内容	発病・発生年月日	認定・判決年月日
嵯峨山ますみ	中央研究所	血清肝炎	1974.2	1976.1
		頸肩腕障害	1975.7	1975.12
上方　萬寿美	中央研究所	頸肩腕障害	1975.8	1977.12
佐々木　利造	大阪　工場	酸欠事故	1976.1	1976.12
富樫　弘子	大阪　工場	腰痛・頸背痛症	1976.6	1980.3

翌月一二月に関西合同法律事務所の三名の弁護士（寺沢勝子、上山勤、正木みどり）を代理人に選び、会社と交渉を開始しました。補償の要求は慰謝料一一九六万円、実損分三四〇万円、今後の賃金の是正、原職復帰、治療時間及び費用の補償、職場改善等でした。会社も代理人を選び、代理人による交渉が繰り返されましたが、容易には進展しませんでした。

すでに嵯峨山さん、上方さん、佐々木さん、富樫さんの四名について詳細に紹介してきましたが、病名や発病・認定年月日を表２に示します。

遠藤富雄さんと共闘して

翌年の一九八一年二月、四名は「武田薬品」遠藤君の解雇撤回・労働者の権利を守る共闘会議と共に運動を進めることを決意して申し入れたところ、同共闘会議は快諾してくれました。遠藤さんの取りくむ運動の広がりに、四名の闘いを乗せてくれたのです。これまで四名は遠藤さんを支援して運動に参加してきました。今度は遠藤さんに支援されて運動を広げることができたのです。

ビラ宣伝では、大阪争議団共闘会議、大阪職自連などの支援を受けて、会社門前、会社二〇〇周年記念式典会場前、会社周辺民家全戸、日本薬学会年会会場前などで実施しました。東京・名古屋・福岡の各支店前では各地域の労働者が支援してくれました。また、職業病一泊学校、全国交流集会、日本母親大会等ではビラを配布し、支援を訴えました。

そして抗議ハガキ（四〇〇〇枚）、団体署名（七三八団体）に取り組みました。特に、同時に行った著名人一七四名への申し入れ書では、薬事審議会委員や日々会社と繋がりのある大学病院薬剤部長にもパンフレット等を送り支援を訴えました。

（４）運動の広がりの中で組合の支援も得て勝利和解

一九八二年四月、会社は和解案の文書を携えて早期解決を望んできました。大詰めの交渉中、会社は原職復帰の要求が二人だけであることに目をつけて、分断をねらってきたため、交渉は中断していました。四名は裁判訴状の準備をしつつ、一方で労働組合へ交渉再開への口添えを依頼しました。組合は快く応対し、会社に交渉に応じるように薦めてくれたので、交渉を再開することができました。同年一一月、要求に対し解決金は低いものの、社会的にみて会社が責任を認めた額だと考え、四名は和解しました。

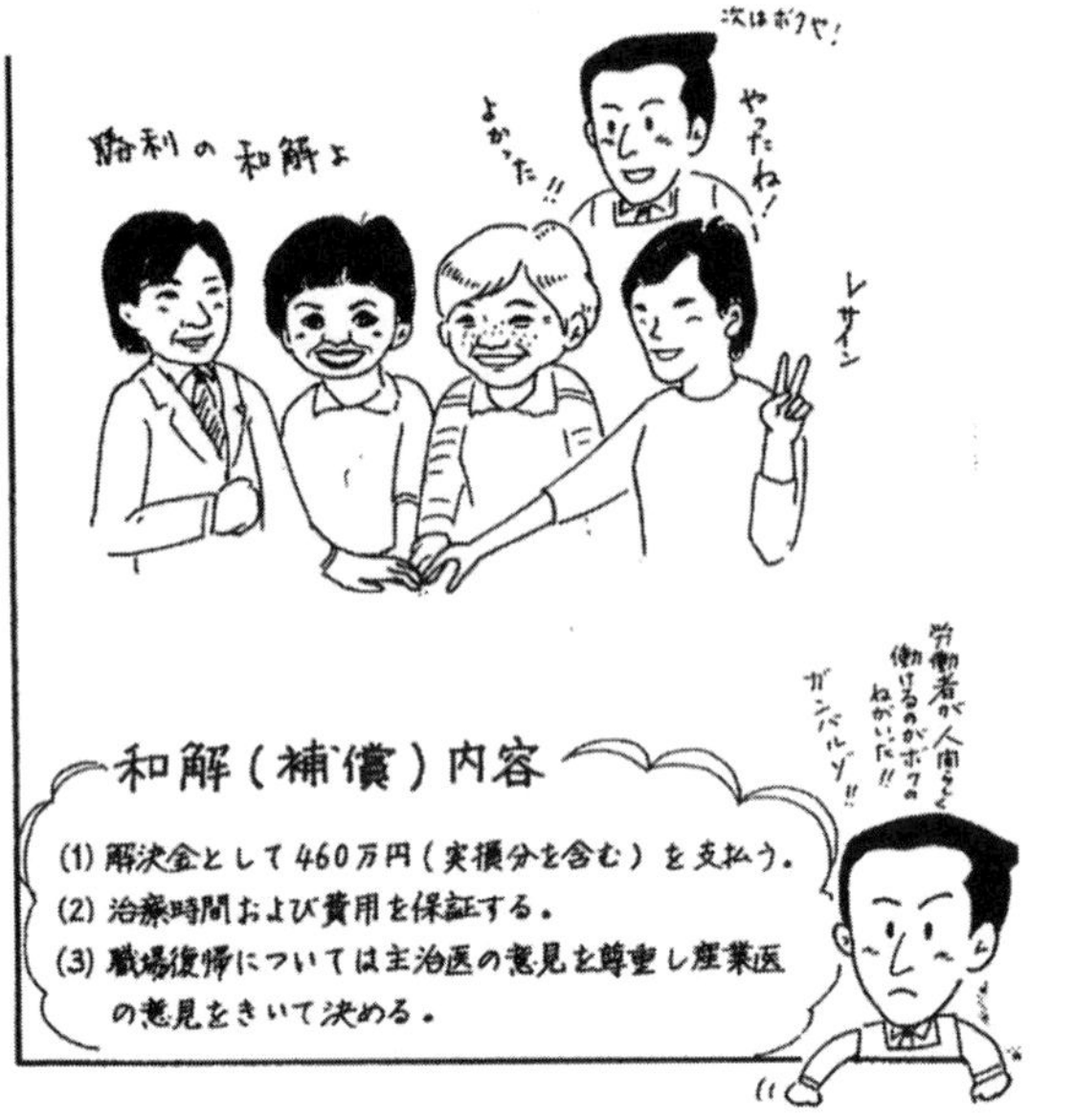

図３　和解内容

武田薬品　遠藤共闘会議ニュース（1987年10月5日発行）より
イラストの人物は、前列左から佐々木、嵯峨山、富樫、上方の各氏、後列は遠藤氏

和解内容を図3に示します。これは「武田薬品遠藤共闘会議ニュース」の一九八七年一〇月五日号に紹介されたものです。闘った四名は全員共働きで、幼い子供を育てていましたので、二年間の闘いはとてもきびしいものでした。

（5）勝利をもたらしたもの

被災者の会は「勝利をもたらしたもの」として次のように総括しました。

不充分とは言え、会社が折れてきたのは、①国民の生命と健康を守ることを社会的使命にもつ医薬品会社であり、②遠藤さんと一緒にこれ以上闘われては遠藤闘争まで会社が不利になる、と考えたためではないかと思います。

私達四人が最後まで団結し、闘い続けた理由は次の通りです。

①私達はただ真面目に一生懸命仕事をしてきて、それが原因の病気・事故であったと確信していたこと。自分の苦痛はもとより家族をも犠牲にしてきた私達の、会社に対する補償要求は人間として当り前の内容であったこと。にもかかわらず、〃一日も早く病気を治して、一人前に仕事がしたい〃という労働者として当然の要求も拒否し、責任を認めず、いやがらせをする会社が許せなかったこと。この怒りが強かったので、性格の合わない四人でしたが要求で一致して闘えたのだと思います。闘いの苦労の中で、お互いの良さを見つけ、思いやりも生まれて理解し合え、結束する力も強くなっていったこと。

②職場の労災職業病の活動家が全体の闘いを掴み、運動の指針を示してくれたこと。

③大阪労働者の生命と健康を守る実行委員会、大阪けいわん罷病者の会、種々専門家の諸先生達に恵まれていたこと。

④大阪職自連、大阪争議団共闘会議、大阪統一労組懇等の大阪をはじめ、全国的に闘う中で心から支援・連帯してくれる多くの働く仲間達を得、勇気づけられ、職場の同僚も表面だって支援してくれずとも、きっとわかり合えると確信をもてたこと、また、スモンの会の支援を

得られたことも大きな励みになりました。

⑤小さい子供を抱えて苦しい闘いだったが家族がよく支えてくれたことなどです。

もうひとつ、患者にとって重要だったことは、職業病に理解のある良い医師・医療機関（西淀病院）に恵まれたことです。真に病気の原因を追究し、自分の身体をも持てあましている患者に、病気の原因を確信させ、本当に治るためには何が大切かを説いてくださり、私達の闘いを基礎から支えてもらえたことです。

そして、補償闘争に勝利した後、一年前後に患者全員、治癒の診断を受け、晴れて私達の闘いの第一歩が終わりました。

(6) 厳しい闘いの中の一条の光

遠藤さんが解雇されて（一九七六年）以来、私たちは肩を寄せ合って吹雪の中を歩んでいるような状態でした。しかし、会社の安全衛生体制を大きく変革し、遠藤争議と共闘して四名の補償闘争で勝利和解したことにより、希望が見えてきました。

しかし、遠藤さんの解雇撤回を勝ち取るまで、あと一〇年の歳月を要したのです。

第5章　遠藤さんの解雇撤回・川島さんら六名の差別撤廃を求めて

1　遠藤さんの解雇撤回の取り組み

（1）変革を求める労働者と会社の存続をかけた凌ぎあい

一九七六年二月、会社は組合の協力を得て遠藤富雄さんを制裁解雇したことまで述べました。遠藤さんは同年四月大阪地裁に解雇無効を求めて提訴（本訴）しました。この闘いについて東垣内清弁護団長は次のように述べました[2]。

松本労災闘争が職場内外の多くの労働者・識者を巻込み、大きく発展したのは、松本洋治君の死という事の重大性にもよるが、会社がこれを高々一〇万円の見舞金で処理し、死をも、死を惹起した職場環境をも闇に葬り、隠蔽しようとしたことに見られるような、労働者の生命をも軽視する職場、これに危倶を覚える労働者の生命・自由・民主化への渇望、職場変革への期待と行動が原動力となっていたからです。

かねてより、このような職場の状態を改めようとする労働者集団が、会社に対する要求実現と、労働組合の民主化のために闘っていました。だからこそ、機を逃さず松本労災闘争を組織し発展させ、これを勝利に導くことができたのです。

松本労災闘争は、職場民主化運動と固く結んでたたかわれました。職場民主化の運動からみれば、松本労災闘争は、終わりなきたたかいの大きな山場、前進のための足場作りの意識をも併せもつものでした。だからこそ、始めから会社・組合と労働者集団の間では、支配体制の維持・強化と変革する勢力の存続をかけた凌ぎあいでした。

会社・組合にとって補償金の多寡、労災認定の行方とそのことが及ぼす影響もさることながら、職場の民主的労働者集団をどう分散・壊滅、排除するかに課題の中心がありました。

遠藤君をはじめ一連の配転攻撃が、こうした課題・企図を実現しようとするものであったことは明白です。

弁護士は五名で東垣内清（京橋合同法律事務所）、西井善一（西井法律事務所）、西枝攻（関西合同法律事務所）、西本徹（関西合同法律事務所）、上山勤（関西合同法律事務所）でした（敬称略）。所属は当時のものです。

(2) 裁判への取り組み

裁判の争点は第一に、業務上の必要性、人選の合理性があるか否かです。第二に配転の目的、動機に不当なものがあるか否かです。

遠藤さんは中央研究所での薬の研究から、食品営業の技能テクニカルサービスへの配転命令を受けました。これまで、研究部門から営業部門に配転された例はありますが、医薬品の研究から医薬営業への配転、化成品研究所から化学品の営業への配転、食品研究所から食品営業への配転であって、遠藤さんのように薬の研究から食品営業への配転は前例がありません。

会社は遠藤さんの配転は、①研究所の人員削減計画、②営業強化の方針にもとづいて行ったものと主張しました。

解雇から六年半、三〇回にわたる裁判の中で、

①証拠として提出された研究所の「人員削減計画書」は用紙の行数番号が途中で変わっており、セロテープ貼りのつぎはぎで、変な書き込みがあり、信用できない。

②研究所の人員は計画通り減っていて、遠藤さんを配転しなければならない理由はなかった。

③食品営業では遠藤さんの解雇後、後任が補充されておらず、配転が必要だったかどうか疑

わしい。

このように、遠藤さんを配転する理由はどこにもありませんでした。

一九八八年二月、遠藤さんの証人調べが終了し、結審を迎えることになりました。ところが、同年七月、判決直前に裁判長が異例の配転となりました。交替した蒲原裁判長はまったく恣意的な事実認定のもと、一九八九年七月に申請を却下しました。争点をずらし、会社に不利な証拠に眼をつぶるなど、判決はひどいものでした。これが果たして判決と言えるものかと思えるものでした。

遠藤さんは大阪高裁へ控訴しました。弁護団を敬称略で紹介します。東垣内清（京橋共同法律事務所）、西本徹（阪南合同法律事務所）、西枝攻（西枝法律事務所）、上山勤（関西合同法律事務所）、南野雄二（きづがわ共同法律事務所）、岩嶋修治（南大阪法律事務所）の六名でした。所属事務所は一九九〇年八月当時です。

遠藤さんも、支える組織も財政的に厳しく、弁護士には餅代くらいしか支払えませんでしたが、高裁での逆転勝利をめざして死力を尽くしてくださいました。

大阪高裁では、一九九一年四月に「遠藤さんを守る会」の木下善嗣さんが証言、続いて同年七月に私が証言しました。

一九九一年一二月、遠藤さんの本人尋問が終った時に、大阪高裁大久保裁判長は和解勧告をしました。翌年一月、会社は和解勧告を受諾しました。

（３）遠藤さんの家族の思い

遠藤さんが解雇されて六年後に発行されたパンフレット[22]に、遠藤さんの家族構成と家族からの訴えが掲載されています。家族は易子夫人、長男隆之さん、次男和之さん（ともに中三）、三男大樹さん（小三）の五人です。

易子夫人の賃金と「遠藤さんを守る会」からのカンパで三人の子どもを育てていた遠藤さんの生活は厳しいものでした。和之さんのメッセージを紹介します。

『武田薬品』――この会社は薬品会社のトップをつっ走る大手メーカーである。しかしコマーシャルなどから受ける清潔なイメージとは逆に、会社の中では当たり前のことを行おうとしたら、会社の上役にけむたがられて、そく配転→解雇。この良い例がうちのお父さんだ。

もし、会社の行いをだまって目をつぶっていれば解雇にもならず、毎月ちゃんと給料ももらえていただろう。

だが、お父さんのとった行動はまちがっていない。むしろ人間として当たり前の事を行ったのだ。

会社側が間違っていることは誰の目から見ても明らか、それなのに六年も闘ってまだ結着がつかない。これは一体どういう事だ。

お父さんは、朝早く起きて出かけていって夜は遅く帰る。もうそろそろ年なのに、よく体が持つものだ。

睡眠不足で風邪気味なのに、夜遅くまで書類や書き物をしたり、会社で働くのよりも毎日毎日精神的にも肉体的にもつかれているのに…。一日でも早く裁判に勝ってほんまの休みをあげたいなあ——。

将来はお父さんみたいな人物を目指して、おいつきおいこそう——！

勝利の光はすぐそこだあ——。

(4) 職場内外で連携して、遠藤さん解雇撤回と労働者の権利向上・要求実現に取り組む

職場に「遠藤さんを守る会」を結成

一九七三年一二月、職場の仲間は「遠藤さんを守る会」（以下「守る会」）をつくり、私が会長に選ばれました。「守る会」は毎月例会を開催し、遠藤さんと家族の生活を支えるためのカンパ集め、裁判の資料集め、裁判の傍聴、裁判所への陳述書提出、会社門前でのビラ宣伝、

「『武田薬品』遠藤君解雇撤回、労働者の権利を守る共闘会議」の中での活動、物品販売活動、地域の組合などへの訴え、家族への励ましなどに取り組みました。

「守る会」は生活カンパ活動に力を入れました。年収の一割をカンパしてくれる会員がいました。道修町などで働く薬業他社の労働者もカンパしてくれました。私の記憶では、最終年度のカンパ額は約三五〇万円でした。

会社の監視は厳しく、職場同僚への物品販売活動は工夫が必要でした。研究所の同僚に花火を買ってもらう際には、実験室のプラッテの下の観音開きの棚に花火をそっと置き、このことを同僚に伝え、後日代金を受け取るなどしました。また、同僚の自宅へ素麺を届けたこともありました。

活動を全国規模に広めた時は、ビラ代、配布するポケットティッシュ代、交通費など多額の費用がかかりました。「守る会」の会員がお金を貸し付けてくれました。子どものピアノ代にと引き当てていた大切なお金を貸してくれた会員もいました。

組合役員選挙への取り組み

松本さん労災認定後、会社の配転などの大攻撃の中、一九七四年春の組合役員選挙が行われました。代議員は一〇名に一人、委員は五〇名に一人選出され、研究所支部執行委員は代議員のみが選挙権をもつ間接選挙でした。

「職場民主化サークル」は研究所支部執行委員選挙に候補者を立てる方針をとり、川島健也さん、私など五名が立候補しました。組合執行部は投票権を有する代議員から「左翼分子」つまり「職場民主化サークル」員を全員落選させたと豪語して、代議員に圧力をかけました。結果は、有権者数一四一、投票総数一三九、有効票数一三三、白票数六で、川島健也さん二四票、私は二二票でした。この結果は、「職場民主化サークル」員はもちろん、職場の労働者を励ますものとなりました。

その後も二年に一度実施される組合役員選挙に立候補しましたが、厳しい会社の労務政策の中で、「職場民主化サークル」の得票率はしだいに低下しました。

女性の権利向上をめざす活動

賃金、昇給、昇進、仕事、学会出張、学会発表、出張、教育などにおける武田薬品の女性差別は厳しいものがありました。組合員八六〇〇人中女性は約一九〇〇人いましたが（一九九四年当時）、組合の役員も女性は極端に少数でした。

一九六〇年に会社が導入した職能等級制度は、男女別体系でした。一九七五年四月、秋田相互銀行の男女賃金差別に対して秋田地裁は「男女別本人給表を適用することは労基法四条に違反する」との判決を下しました。このような判決や、国際的な男女平等を求める運動の高まりの中で、会社は一九七六年になってようやく男女別職能等級制度を廃止しました。制度上は男女同一になりましたが、現実には格差は是正されませんでした。

「職場民主化サークル」誕生以前は、個別に差別是正を訴えて弾圧されていましたが、「職場民主化サークル」が取り組み、これを「守る会」や遠藤支援共闘会議（後述）の宣伝活動で広めることにより成果を得るようになりました。

組合の苦情処理制度を使って要求を出す一方で労基署、労働局、婦人少年室へ申し立てて、育児時間を有給にしました（一九八二年）。また、同年育児時間を取得する女性に対する遅刻・早退扱いを止めさせました。

武田薬品での男女差別の実態や女性の要求を「守る会」のビラ、遠藤共闘会議（後述）のビラ、リーフレットに記載して大阪・東京両本社はもちろん武田薬品の全国の工場や支店で働く労働者に知らせました。

「男女賃金差別をなくす大阪連絡会」が一九七六年に結成され、その中に「薬業グループ」や「商社グループ」などが次々に誕生しました。各グループに女性の権利向上に取り組む女性弁護士が加わってくださいました。「守る会」の女性会員が薬業グループに参加するようになったのは一九八四年でした。薬業グループは一九八五年にミニパンフレットを発行しました。

私は、一九八四年、「国際婦人年北区の会」（以下「北区の会」）に入会しました。一九八六年春、ＮＨＫテレビが均等法に関する討論会を企画し、「北区の会」を取材しました。例会を放映したので、私がテレビ画面に写りました。大阪争議団共闘会議の仲間や私の所属していた茨木のテニスクラブの友人たちから、「ＮＨＫテレビに出たね。頑張っているね」と言われ、会社にも私が女性の権利問題に取り組んでいることがわかったものと思いました。

このような取り組みの中で、一九八六年四月、武田薬品中央研究所では五人もの女性が一挙に昇進して話題になりました。会社は均等法施行の年に、遅らせてきた専門職の女性を昇進させたのでした。

男女雇用機会均等法施行の年に一挙に五人もの女性が昇進したことを、私が「北区の会」代表の正路怜子さんに話したところ、早速「千里タイムス」というミニコミ紙の記者から取材を受けました。同紙は千里ニュータウンで一〇万枚規模の配布がされていました。同年四月一一日発行の同紙に「私が教えた」として「武田薬品中央研究所では一挙に五人もの女性が昇進」「一〇年以上も男女差別をなくす闘いが続けられている」「松本労災闘争」「不当配転、不当解雇に抗する闘い」「公然と闘う西田陽子さんともう一人の女性はヒラのまま」などを紹介しました。千里ニュータウンには武田薬品の社宅があり、また武田薬品の従業員が沢山住んでいるところです。この地域一帯に遠藤さんの不当解雇、私の活動および私への差別、武田薬品の女性の取り組みと男女差別の是正等を広めてもらえて、私はとても嬉しく思いました。

薬業グループは、薬業の初任給男女格差をなくしたいと大阪婦人少年室に申し入れました（一九九〇年）。しかし、取り上げてもらえなかったので、全国薬業労働者連絡会議（以下全薬会議）（後述）に相談しました。同会議は労働省交渉の際にこの問題を取り上げ、格差是正の指導を強く迫りました。その結果、一九九一年度から各社一斉に初任給格差をなくしました。大きな成果でした。

武田薬品で働く女性有志は一九九一年五月、「武田薬品・男女差別を考える会」を結成し、森川八恵子さんが会長になりました。私も入会しました。同年六月、大阪婦人少年室へ男女差別是正の指導を要請しました。

その翌月、多数の大学卒の女性が昇進し、大学卒の女性の昇進のレールが引かれました。一九九二年七月には中学卒・高校卒の女性も少数ながら昇進しました。

差別是正など権利面での前進

一九八二年に発行されたパンフレット「人間らしく働きたい[22]」には、権利面での前進について次のように紹介しています。①遠藤さんのような高卒男子研究所員の昇進のコースが確立された。すなわち、研究技員（職長職）↓研究員（係長職）↓主任研究員（課長職）のコース。大学卒の研究所員のコースは、研究員→主任研究員である。②女子大卒者の職制登用も多くなされた。③職場八分政策の緩和。④Cさんへの差別を是正し、彼を研究員へと昇進させました。四名の労災・職業病被災者が補償闘争で勝利和解したのもこの年です。

川島健也さんら六名は差別撤廃を求めて大阪地裁へ提訴

一九八八年九月、川島健也さんら六名は「もう我慢ならない」と昇進・昇格差別撤廃を求めて大阪地裁へ提訴しました。大阪地裁での遠藤解雇事件が結審を迎え、判決にむけて支援体制の強化が図られていた時でした。六名への差別は遠藤さん解雇と同原因、同背景で起こっています。六名の闘いは遠藤さん支援とかたく結びついたものでした。この件については、後に詳しく述べます。

(5)「武田薬品」を社会的に包囲する活動

「武田薬品」遠藤君解雇撤回、労働者の権利を守る共闘会議、六四団体で結成

遠藤さんが解雇されて七か月後の一九七六年九月、報知新聞労組大阪支部委員長・嘉村健彦氏らが呼びかけて「『武田薬品』遠藤君解雇撤回、労働者の権利を守る共闘会議」(以下共闘会議)が大阪弁護士会館で結成されました。結成総会には一〇四団体四〇〇人が出席しました。

嘉村氏はかつて会社の不当労働行為により同僚と共に解雇され、報知新聞労組の闘いの力を集めて、大阪地裁で勝利判決を勝ちとり、職場に復帰した人でした。嘉村氏は「遠藤君が溺れそうになりつつ必死にもがいているのを、私は見殺しにすることはできなかった」と後に語ってくれました。

結成総会は議長に上田広蔵氏（大阪医療労働組合連合会委員長、薬剤師で北野病院勤務）、副議長に大阪証券労組共闘部長、読売テレビ労組副委員長、第一タクシー労組書記長、事務局長に嘉村健彦氏、事務局次長に米沢敬二氏（「守る会」）、Ａ氏（「守る会」）、藤沢薬品労働者の権利を守る会を選出しました。

上田議長は「自ら国民の健康にたずさわるものとして、武田薬品の態度は許せない。労働者の権利を踏みにじり、安全対策をさぼるような所で本当によりよい薬ができるだろうか。そういう意味からも遠藤君の解雇撤回を勝ちとるまでがんばりたい」と役員を代表して決意を述べられました。

共闘会議は、以後一六年間にわたって、遠藤争議を支える主軸の組織でした。また、上田氏と嘉村氏は、差別事件解決（一九九四年）までの一八年間、全力で奮闘してくださいました。

共闘会議の財政はカンパと物品販売の活動によることが結成総会で決まりました。

この結成総会の日の時点で、共闘会議加盟団体は労働組合を中心に、新日本薬剤師会や新薬学研究者技術者集団などの専門家の団体を含む六四団体に達しました。

結成総会の四日後、上田議長、嘉村事務局長を先頭に共闘会議の代表一五人の抗議団は、結成総会で採択された「抗議決議」をもって武田薬品へ行きました。

会社は会議室へも入れず玄関払いし、二時間も受付で立たせたあげく、「帰れ」と防衛隊までくり出しました。共闘会議はその後何十回も本社に対して抗議し、話合いに応じるよう要請行動をしましたが、会社はシャッターを降ろし面会を拒否しました。会社は四トントラックを本社玄関前に据えて、要請行動を妨害したこともありました。会社がこのシャッターを開けて代表を入れたのは、全大阪労働組合総連合などの支援で、闘いが大きく広がった一九九一年以降です。

ノンフィクション作家の今崎焼巳氏は共闘会議発行のパンフレット「人間の尊厳と豊かさを求めて(2)」巻頭文に、「スモン患者に対する製薬資本の社会的責任を一日も早く果たさせる目的で、武田薬品本社前で、全国からの患者・市民労働者が座りこみに行った時の、武田経営陣の非人間的対応が、今も私の脳裏に刻みついています。北海道から九州から、スモンによる失禁のためのおしめを背負い、寒風吹きすさぶ本社前に座りこむ患者の方々に、シャッターを閉ざし、…」と記されています。会社はスモン患者の要請にも応じなかったのです。

ターミナルビラの配布開始

一九七六年一〇月からターミナルビラの配布を開始し、以後年に数回ずつ配布しました。

一九七七年の春、毎年一万人規模で取り組まれる御堂筋総行動に参加し、以後毎年参加しました。同年六月に東京中央区労働組合協議会へ支援要請を行いました。

その結果、一九七八年六月から武田薬品東京支店前でビラ配布されるようになり、以後年に数回配布しました。同年一〇月に取り組まれたスモンの会の武田薬品本社への抗議行動に、共闘会議も参加し、以後同会との協力関係が続きました。

一九七九年五月、「第一回武田薬品抗議デー」を行い、本社前で全日座り込み、昼デモもしました。同年一〇月「負けてたまるか一〇・三〇決起集会」を開き、以後、毎年決起集会を開催しました。札幌、東京、名古屋、福岡各支店前でビラ配布を開始し、一九八〇年四月から札幌、東京、名古屋、福岡各支店前でビラ配布を開始しました。また、この年から、選任事務局員を配置しました。

一九八一年には大阪本町地区労働組合協議会に加盟して、本社のある大阪市道修町での運動を強化しました。同協議会は共闘会議の取り組む本社前抗議要請行動、デモ行進、本社前やターミナルビラ配布、東京本社での抗議要請行動などに積極的に参加してくれました。

一九八一年六月、武田薬品は創業二〇〇周年を迎え、記念行事をしました。同年六月、阪急電車沿いの中津のビルに「遠藤解雇撤回」の横断幕をとりつけて宣伝しました。また共闘会議は交渉に応じるよう三次にわたって行動に取り組みましたが、会社は応じませんでした。

会社は頑なな態度に終始しましたが、この共闘会議の運動の強化は、「守る会」会員たちが職場で取り組んだ要求の実現にとって大きな力となりました。このことは「女性の権利向上」「差別是正など権利面での前進」の項ですでに述べたとおりです。

一九八二年春には日本薬学会の年会会場で宣伝活動、秋に「人間らしく生きたい」と題するパンフレットを発行・普及しました。

一九八三年二月の大阪本社前での座りこみ行動には五〇名が参加してくれました。同年秋、大阪薬業労働者交流会が結成されました。

東京本社前での抗議行動開始

一九八四年二月大阪本社前での抗議行動には九二名が座りこんでくれました。同年五月、東京本社に抗議・要請行動をしました。東京本社前に共闘会議の横断幕を張り、旗をなびかせて抗議行動したのはこれが初めてでした。会社の態度は大阪の本社での対応と同じで、入口を閉ざし交渉団に会いませんでした。以後、共闘会議は東京本社前の抗議・要請行動を一年に五～七回行うようになりました。

私は共闘会議が取り組む宣伝、抗議行動、総行動に参加しました。本社、東京本社前の抗議行動や決起集会では、マイクを持ち「守る会」の会長として支援を訴え、また職場における命と権利の問題についてその実態を報告しました。東京本社での抗議行動の取り組みの一例を紹介します。

一九八四年五月から取り組んだ東京本社前での抗議行動には、大阪争議団共闘会議の仕立てたナイターバスに乗って東京へ行きました。早朝六時ごろ東京着、車中での朝食、国鉄八重洲口で洗面を終えると、遠藤さん、「守る会」の会員とビラを抱えて日本橋にある東京本社へと急ぎました。東京の薬業の仲間たちの支援を受け、朝八時から九時まで、東京本社で働く武田薬品の労働者にビラを配布しました。

その後、一九八五年三月の場合は、日本鋼管→三和銀行→古河総合ビル→国鉄本社のコースを回って、各社前で抗議・要請行動を行い、午後二時半ごろ再び武田薬品前に帰ってきました。大阪から用意した横断幕を東京本社前に張り、職場の要求を書いた旗を立てて、約一〇〇人の支援者と半時間にわたって抗議・要請行動をしました。これが終わると京橋郵便局前で行動し、さらにその後は日産自動車本社で行動しました。これが終わると午後五時、これで一日の行動は終了でした。国鉄東京駅へと急ぎ、駅弁を買って新幹線で大阪へ。帰宅は夜の一〇時でした。

この時期の東京での行動はこのパターンでした。ナイターバスで信州へスキーに行って、翌日フルに滑るのと同程度の体力が必要でした。私はなぜここまで苦労しなければならないのかと、行動の度ごとに腹がたちました。しかしこのような取り組みなしに勝利は望めませんでした。

さらにこの年は札幌にも支援が広がり、ビラを配布できるようになりました。同年一〇月大阪本社に大抗議行動を行い、一七七名が座り込んでくれました。

同年二月から大阪地裁への署名活動を開始しました。

一九八五年遠藤共闘会議は宣伝カーを入手しました。大阪工作所労組の争議解決カンパで購入したのです。これにより共闘会議は機動力がつきました。遠藤さんはしばしばこの宣伝カーを運転して東京へも出かけました。同年八月、東京で「武田薬品遠藤闘争支援対策会議」（後述）が結成され、大阪に続いて東京にも拠点ができました。

会社役員宅を訪問しての要請行動を開始

一九八六年は、共闘会議が初めて厚生省交渉した年でした。これについては後に述べます。

同年末から会社役員宅を訪問しての要請行動を開始しました。

一九八七年は定着してきた宣伝活動（大阪本社前、東京本社前、札幌・名古屋・福岡支店前）、抗議行動（本社前、東京本社前）に加えて、株主総会での宣伝を開始、大阪工場のある十三《じゅうそう》地区全戸ビラ配布を行いました。

一九八八年二月に裁判で遠藤さんの証人調べが終了し、判決を迎えることになりました。共闘会議は活動強化を図りました。六月に「よどがわの会」（後述）が結成され、九月には川島健也さんら六名への差別撤廃の裁判闘争（後述）が始まりました。共闘会議はこの裁判闘争も支援することを決めました。

同年一〇月までに大阪地裁へ提出した署名数は、団体二六二五、個人四万六二六五筆に達しました。同年一〇月、副社長宅要請行動で刑事弾圧事件が起きました。旺盛な宣伝行動に目をつけられ、「守る会」の女性二名が大阪府警に逮捕されました。共闘会議、日本国民救援会大阪府本部、日本国民救援会、大阪の多くの労働組合、弁護団による抗議行動の力で、二名は完全黙秘のまま翌日釈放され、その後不起訴を勝ち取りました。一一月「全国薬業労働者連絡会議」が結成されました（後述）。

全国総行動の開始

一九八九年は遠藤さんの判決が下った年です。

共闘会議は遠藤さんの解雇撤回と六名の差別撤廃を求めて全国総行動に取り組みました。三月、統一戦線促進大阪労働組合懇談会の支援のもとに、「やられてたまるか 三・二九職場に春をよぶ武田薬品労働者総行動」を行いました。事前に全国各府県の組合に要請に回り、当日は全国一斉に、ターミナル、武田薬品の本社、工場、支店前でビラ配布、要請行動を行い本社前で七〇人が座り込みました。昼休みには本社前を二〇〇人の労働者が「遠藤さんの解雇を撤回せよ、川島さんら六名の差別を撤廃せよ」とシュプレヒコールしながらデモ行進してくれました。

同時に厚生省、日本医師会、各県の医師会、保険医団体連合会、各県の保険医協会、日本製薬団体連合会などに要請行動をしました。この総行動の参加者は把握しただけでも延べ七八七名、全国で配ったビラは二万三〇〇〇枚に達しました。

しかし、裁判長は非常に恣意的な事実認定のもとに、同年七月一三日不当な判決を出し、遠藤さんは敗訴しました。遠藤さんは大阪高裁へ控訴しました。高裁での弁護士は六名で東垣内清（京橋合同法律事務所）、西本徹（関西合同法律事務所）、西枝攻（関西合同法律事務所）、上山勤（関西合同法律事務所）、南野雄二（きづがわ共同法律事務所）、岩嶋修治（南大阪法律事務所）でした（敬称略）。所属は当時のものです。共闘会議は一層の運動強化を決意しました。

一九九〇年は全国総行動を前年より大きい規模で、四月と一〇月に二回も行いました。この行動は新しく結成された民主的な労働組合のナショナルセンター・全国労働組合総連合（全労連）の協力で実施されました。全労連傘下の全大阪労働組合総連合（以下大阪労連）は議長、事務局長などの幹部を大阪だけでなく東京、札幌、福岡など各地に派遣し、その地での行動に力を入れてくれました。また、宣伝抗議行動にも力を入れました。

裁判に負けた悔しさをバネに、遠藤さんや共闘会議の幹部、私たち差別事件原告、「守る会」の会員は総行動、宣伝や抗議行動などに全力を注ぎました。同年八月「人間の尊厳と豊かさを求めて」(2)と題するパンフレットを二万部作成し、労働組合、日本科学者会議などの専門家集団、一般市民に購入してもらいました。これらにより不当な解雇・差別の実態を知ってもらい、支援の輪が広がりました。

森田社長は自宅で面会に応じ、解決を言明した

一九九一年共闘会議は会社に解雇・差別両事件解決の決断を迫るため、二月に全国総行動を展開しました。四月には京都で開会された日本医学会総会で、全国薬業労働者連絡会議の仲間とともに医師に理解と支援を訴えてビラを配布しました。六月には武田薬品包囲総行動を行いました。この六月に交替した森田社長は自宅で面会に応じ、「解決したい」と言明しました。

九月に大阪総行動、一〇月全国総行動を連続して取り組み、一〇月の行動では、全国の医師会、保険医協会に要請行動をしました。その結果、東京、大阪などの保険医協会が解雇・差別両事件解決を要請する文書を社長に出してくれました。一二月には野村証券関連、東亜ペイン

トの争議解決をめざして総行動を取り組みました。約一〇〇〇人のデモ隊が「遠藤さんの解雇を撤回せよ、川島さんら六名への差別を撤廃せよ」と唱和しつつ、新社屋前をデモ行進しました。

この一二月に大阪高裁大久保裁判長は和解勧告をしました。

武田薬品は裁判所の和解勧告を受諾

一九九二年一月、会社は和解勧告を受諾しました。固く閉じてきたシャッターを開けて、共闘会議の代表を応接室に通すようになりました。

争議解決をめざして遠藤共闘会議は全力をあげました。三月に「やられてたまるか三・六職場にVを武田薬品労働者総行動」と名付けて全国総行動を行いました。行動の規模は前年と同じでした。

同月末には、福岡で開催された日本薬学会年会で支援を訴えるリーフレットを配布しました。これには大阪から四〇名余が参加し、現地の福岡県労働組合総連合が組合幹部と宣伝カーを配置してくれて、大変賑やかな行動となりました。この学会に参加した武田薬品の研究者が、配布されたリーフレットを職場に持ち帰って報告したり、病院勤務の薬剤師がリーフレットを見てその内容に驚き、激励の電話をしてくれるなど、この行動は薬学関係の専門家の中で話題になりました。

続いて六月に全国総行動を行い、六月の株主総会に出席し上田議長、遠藤さん、川島健也さんらが両争議の早期解決を要求しました。またそれに先だって、質問状として職場の要求を文書で提出していたので、各項目につき副社長が回答しました。九月には日本薬剤師会学術集会が富山県で開催され、参加者にビラで支援を訴えました。一〇月には全国総行動を取り組みました。

会社が、遠藤さん解雇事件とわれわれへの差別事件を同時解決したいとの構えだったので、支援の広がりのなかで、一気に両事件を解決させようと考えました。

この年の総行動の成果の一つは、全国保険医団体連合会また、その傘下の大阪府保険医協会などの積極的な支援が得られたことです。これら医師の団体は、会社に争議解決を要請してくれました。

「安全な職場でこそ、安全で有効な薬が開発され製造される」をスローガンにして闘ってきましたが、この訴えが医師の団体に理解されることになって本当に嬉しく思いました。

大阪争議団共闘会議

一九六五年に延べ五〇団体の労働争議で闘う仲間が「大阪争議団交流会」を立ち上げました。

一九七九年には「大阪争議団共闘会議」に発展しました。大阪からすべての争議をなくそうと交流と共同行動を進めてきました。「『武田薬品』遠藤君解雇撤回、労働者の権利を守る共闘会議」（以下共闘会議）は東亜ペイント争議団（不当解雇）、名村造船争議団（指名解雇）、三和銀行争議団（思想差別）などと共同行動に取り組みました。

武田薬品遠藤闘争支援対策会議

一九八五年八月、東京で武田薬品遠藤闘争支援対策会議が発足しました。同日、飯田橋の中央労政会館で一二団体、四四人の出席で結成され、全国一般東京地本梅沢委員長（東京証券労組委員長）が議長に選出されました。私は「守る会」の会員と参加し、会長として挨拶しました。

一九八六年二月には、都民に訴える東京での宣伝活動をこの支援対策会議と薬業問題を考えるシンポジウムが共同で行いました。これにより遠藤さんの解雇撤回と武田薬品の職場の労働者の要求実現を支援する活動の、東京での砦ができたのです。以後、東京での行動を支えてくれました。

よどがわの会

遠藤さんが解雇されるまで働いていた職場は、大阪市淀川区にあります。守る会の会員の大部分もここで働いています。この淀川区と隣接する東淀川区の労働者は、大阪地裁での遠藤裁判の結審の時期に、この地域で支援を広めて遠藤さんの勝利を勝ち取ろうと、一九八八年六月、「武田薬品・遠藤さんと差別是正の闘いを支援する〝よどがわの会〟」（以下「よどがわの会」）を結成してくれました。

会長に伊藤起好氏（全国一般・淡路診療所労組委員長）が就任し、武田薬品大阪工場通用門での毎月ビラ配布、全国総行動のときの大阪工場での抗議要請行動や座り込み、工場周辺民家約四〇〇〇軒へのビラ入れ、工場周辺民家へのポスター・ステッカーの張り出し、決起集会などに取り組んでくれました。

（6）業種共闘組織（全国薬業労働者連絡会議）

この項はおもに全国薬業労働者連絡会議（以下全薬会議）が発行した『全薬会議二〇〇八二〇年の足跡』[23]にもとづいて記述します。

一九八五年九月、大阪で化学一般日本シエーリング労組、化学一般小野薬品労組、全国一般太田製薬労組、化学一般チバガイギー労組などの組合と、武田薬品、藤沢薬品などで働く労働者が集まって「薬業労働者交流会」を結成しました。

自分たちの労働条件の向上と、製薬企業に働く者の社会的責任を果たして、国民医療を向上させることが目的でした。小野薬品労組の小坂昇一さんが会長に選出され、職場での薬による被害、賃金、労働時間などについて交流と学習を深めました。

一方、東京では大正製薬争議団村上さんの呼びかけにより、一九八〇年三月争議労組交流会が東京で初めて開催されました。一九八三年には日本ケミファ労組の呼びかけで、薬業の職場や行政などの問題を話し合う交流会が行われました。翌年の一九八四年、「薬業問題を考えるシンポジウムと準備会」が発足しました。

その後、東京、大阪でシンポジウムや交流会が継続されました一九八五年からは春闘や一時金闘争時に東京大阪で共同の宣伝行動が開始され、同年一一月に薬業労働者交流会と薬業問題を考えるシンポジウムによる厚生省交渉が開始され、運動が盛り上がっていきました。

厚生省との交渉で、共同行動として日本ケミファや武田薬品争議について「労使正常化」を求めたのに対し、厚生省は「労使関係が正常でない企業に医薬品企業の信頼を失墜させる不祥事が多いということに蓋然性があると思う」と回答しました。

厚生省はその後もこの回答を堅持し、労使問題に対して「国民の健康と生命を守る薬品作りという面から、行政指導を行う」という対応を取りました。薬品づくりの観点からも「不祥事を防止するために社内的に労働組合や社員が自由にものを言える状況は必要である」と回答し、この回答は争議解決や職場の闘いに大きな影響を与えました。

一九八八年一〇月二八日、両組織は新たな業種共闘組織＝全国薬業労働者連絡会議（以下「全薬会議」）を結成しました。同会議は国民の健康と生命を守る薬品作りと労働者の生活と権利を守るための活動に取り組む組織で、具体的には、①宣伝活動、②学習会シンポジウムの開催、③行政・業界団体の要請行動、④争議支援、⑤要求・政策活動などを行います。

厚生省交渉で「全薬会議」が「労使正常化」を求めたのに対し、厚生省が対応したことは遠藤争議に大きな力を与えました。厚生省との交渉の内容は「守る会」の機関紙「ひろば」に書き、会社門前で配布し、労働者に伝えました。

「全薬会議」は、職場の健康被害への取り組みとして、藤沢薬品（現アステラス製薬）派遣社員の咽頭炎の補償問題（二〇〇二年和解）、田辺製薬（現田辺三菱製薬）契約研究者の過労死裁判（二〇一〇年和解）を支援し、その解決に力を発揮しました。多くの取り組みと成果を積み重ねて、「全薬会議」は二〇一八年、結成三〇周年を迎えました。

武田薬品遠藤さんの解雇撤回・六名の差別撤廃争議団支援の会

一九八九年四月、遠藤さんの大阪地裁判決にむけての支援体制強化の目的で、「武田薬品遠藤さんの解雇撤回・六名の差別撤廃争議団支援の会」（以下支援の会）が結成され、会長に本多淳亮先生（大阪市立大学名誉教授）、副会長にすずききよし氏（シンガーソングライター）、東垣内清氏（弁護士）、西谷敏氏（大阪市立大学法学部教授）、橋本邦久氏（職場に自由と民主主義を守る全大阪連絡会議）が就任しました。

同会は、遠藤さんと六名を支援して、早期に争議を解決することを目的に結成された個人加盟の支援組織です。「守る会」は木下さんと佐々木さんらを事務局に派遣し、佐々木さんは事務局次長となって、会の運営の中心的な役割を果たしました。

「支援の会」は定期的にニュースを発行し会員宛に郵送しました。会員たちは争議の状況をよく理解し、裁判の傍聴などに駆けつけ、財政的にも争議を支えました。一九九四年には会員数は八五〇人になりました。

武田薬品争議団支援の会うたごえサークル・タブレッツ

一九九一年七月、「支援の会」のなかに「武田薬品争議団支援の会　うたごえサークル・タブレッツ」（以下タブレッツ）が誕生しました。差別事件六名、遠藤さん、「守る会」の会員ならびに職場外の会員約二〇人が、うたごえで心をつなぎ、支援を広めていくことになり、佐々木利造さんが世話役を務めました。

「シャッターのむこうで」という曲は、「シャッターに閉ざされた幾年月　あいつの命返せと叫び首を切られた仲間が　仲間が一人」で始まり、遠藤さんの闘いを描いたもので、よく歌いました。うたごえ運動の活動家が熱心に指導・援助してくれました。

一九九一年、「タブレッツ」は練習を積み上げて、大阪うたごえ祭典に出演しました。出演する時は、「武田薬品は遠藤君への不当解雇を撤回せよ」、「武田薬品は六名の昇格・賃金差別を撤廃せよ」と書き込んだゼッケンをつけ、「武田薬品争議団」と書いた大きなのぼり旗を立てました。遠藤さん、川島健也さんが支援を訴え、職場の仲間・嵯峨山ますみさんがナレーターを務めて松本・遠藤・六名の差別事件を説明しました。

(7) 研究者の支援

武田薬品が中央研究所の民主化サークル員に大攻撃を加えて、労働者支配の体制を再確立したのは一九七四年でした。ちょうどこの年、第一八回ユネスコ総会は「科学者の地位に関する勧告」を採択し、日本政府を含む各国政府は、その実現をはかる責任を担うことになりました。

岡倉古志郎氏の『ユネスコ勧告と科学者憲章』(24)には、「ユネスコ勧告の主旨は、科学及び技術における研究および実験的開発に携わっている人々に対し、その仕事の遂行に伴う固有の責任及び必要な権利を考慮に入れた正当な地位を保証すること」という主旨の箇所があります。

製薬会社の研究者は、開発担当する薬に対して非常に重い社会的責任を持っています。この責任を遂行するためには、当然必要な権利が保障されるべきです。

ユネスコ勧告は、第二九条で「研究者自身および研究・開発によって影響を受けるおそれのある他のすべての人々の健康と安全の保障」および「研究者自身によって喚起された危険への正当な留意」を雇用主に課しています。松本労災闘争支援に立ち上がった武田薬品の研究者たちの活動は、このユネスコ勧告に照らしても正当なものです。

日本科学者会議の支援

日本科学者会議（ＪＳＡ）は一九六五年に創立され、一貫して日本の科学の自主的・総合的な発展を願い、科学者としての社会的責任を果たすため、核兵器の廃絶を含む平和・軍縮の課題、環境を保全し人間のいのちとくらしを守る課題、大学の自治を守り科学者の権利・地位を確立する課題など、さまざまな活動を進めてきました。

国際的には、一九七一年に世界科学者連盟に加盟し、世界の科学者運動と交流を深め、核兵器廃絶をはじめとする諸活動で積極的な役割を果たし、ユネスコとも研究連絡をとるなど、種々の国際的ＮＧＯと交流があります。

一九七四年、私はＪＳＡに入会しました。そして大阪支部に所属し、同支部から選出されて「科学者の権利委員会」で活動しました。

ＪＳＡは機関誌『日本の科学者』を毎月発行していますが、一九九〇年九月号は「研究者の

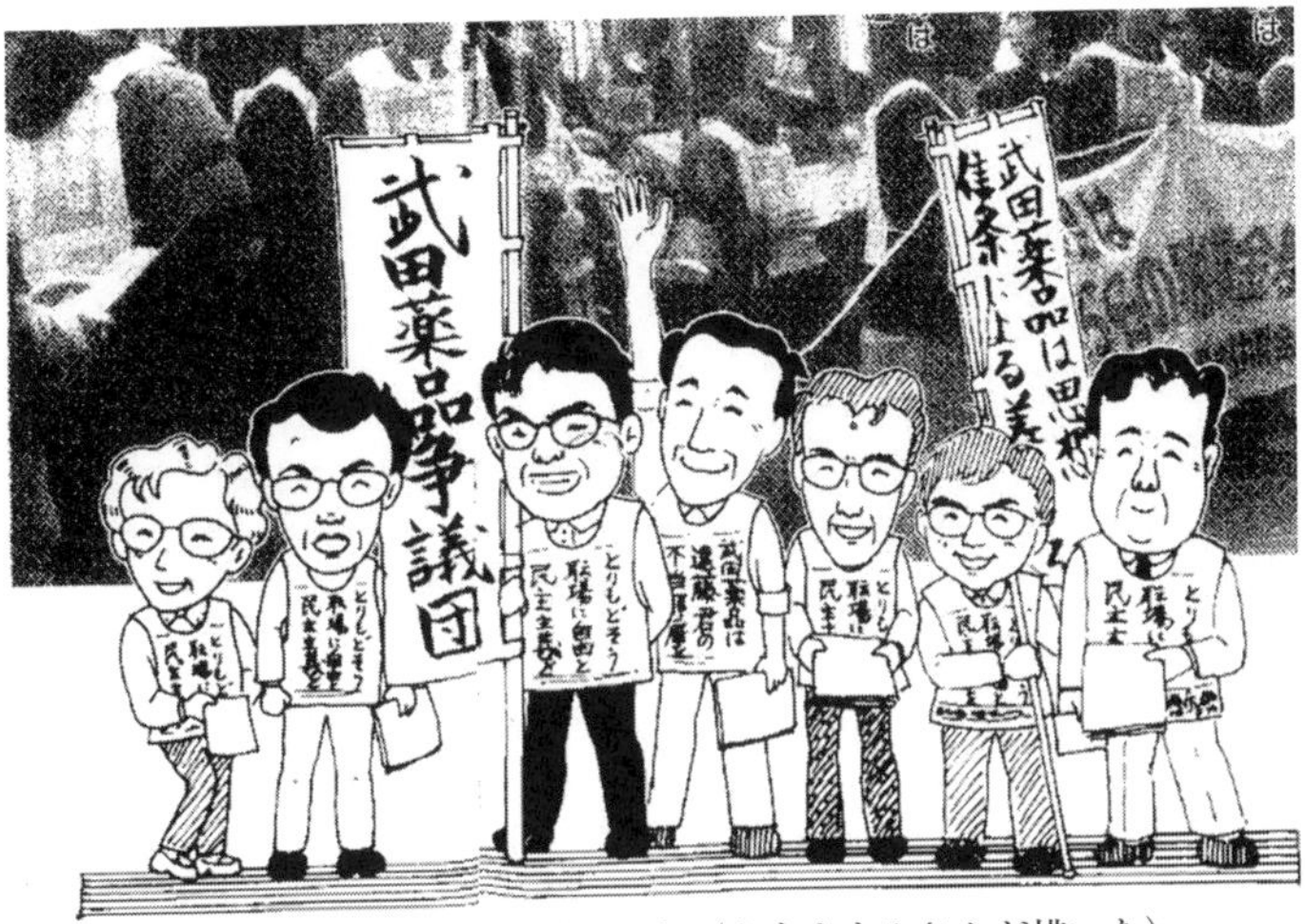

武田薬品争議団７名のイラスト（上方ますみさんが描いた）

権利侵害について考える」が特集されました。私は約一万人の同誌読者に訴えるため、「研究者の権利と国民の権利—武田薬品における解雇と差別に反対する闘い」[25]を投稿し、掲載されました。この論文は民間大企業研究所における、自由と民主主義の問題として注目されました。またこの論文を読んで「支援の会」に入会してくれる研究者もありました。

ＪＳＡは、私たち原告の活動を支持し、争議の早期解決を武田薬品に求めました。会員である私の要請に応えての、ＪＳＡの武田薬品争議支援の内容を以下に述べます。

一九九〇年五月、ＪＳＡは第二五回定期大会で、「武田薬品研究所における不当な解雇・差別の撤回を要請する」決議を採択しました。決議の案文作成には、ＪＳＡの全国常任幹事であった故芦田俊夫さん（ＪＳＡ電気通信研究所分会）が尽力してくださいました。ＪＳＡの代表が会社に決議文を手渡そうとしましたが、会社は拒否しました。仕方なく社長宛に郵送しました。

一九九二年五月、ＪＳＡは第二七回定期大会で、「武田薬品研究所における解雇・差別の撤回を重ねて要請する」決議を採択しました。同会議の常任幹事二人は、同年六月、武田薬品東京本社へ赴き、決議文を会社に手渡しました。

ＪＳＡから選出された世界科学者連盟（世界科連 World Federation of Scientific Workers）の役員・故湯浅精二氏（ＪＳＡ　大阪支部事務局長）の尽力で、その機関誌『Scientific World』に私たちが執筆した論文が掲載されました。タイトルは「Protection and development of workers rights in private enterprises」、執筆者は「The Dispute Committee of Takeda Chemical Industries Ltd.」でした。[26]

世界科連は、ユネスコ傘下のＮＧＯで当時は三九か国、五〇の科学者および技術者団体で構成され、加盟会員は約七〇万人でした。私たちの論文がその機関誌に掲載されたことにより、武田薬品の研究者の権利侵害の実態と闘いを、国際的にも訴えることができました。

新薬学研究者技術者集団の支援

一九八九年四月に「武田薬品遠藤さんの解雇撤回・六名の差別撤廃争議団支援の会」が結成されたことはすでに述べました。その結成にむけて各界で活躍する著名人四一名が呼びかけをしてくれました。同集団では水谷民雄さん（京都府立大学生活科学部教授）、藤竿伊知郎さん（新薬学研究者技術者集団代表）が呼びかけ人に名を連ねてくれました（肩書は当時）。

(8) 苦節一九年、勝利和解

一九九二年一一月一九日、大阪高裁で和解が成立しました。会社は遠藤さんへの制裁解雇を撤回し、遠藤さんは円満退職しました。解決金として会社は九五〇〇万円を遠藤さんに支払いました。解雇により喪失した厚生年金保険及び雇用保険の被保険資格も回復しました。

地裁で勝訴した会社が高裁でこのような高額な解決金を遠藤さんに支払って和解したことがマスコミの関心を呼び、この日から翌日にかけてNHKテレビや新聞各紙が報道しました。

この日の夕方七時のNHKニュースで、アナウンサーの明石勇さんが「大手製薬会社武田薬品で…」と報道したのを今も鮮明に覚えています。実に一六年に渡る闘いでした。

会社は遠藤事件だけを解決して「人道的措置」と公表し、賃金差別事件についてはエンドレス裁判の姿勢で臨んできました。私は重い荷物を一つ下ろしてほっとしました。この日は、遠

表1　原告らの差別の実態（1990年）

氏　　名	入社年	学　　歴	本人役職	同期社員の役職	年間賃金差別額（1987年）
大島　弘	1959	高校	なし	1979〜80　主任職	110万円
米沢　敬二	1960	高校	なし	1980〜82　主任職	120万円
西田　陽子	1961	大学	なし	1987　課長職	170万円
木下　善嗣	1962	高校	なし	1984〜86　主任職	60万円
川島芙実子	1962	大学	なし	1988　課長職	90万円
川島　健也	1964	大学院修士	主任	1977〜8　課長職 1987　半数が次長職	200万円

藤さんに支えられての差別撤廃闘争解決をめざすスタートの日となりました。

2　川島さんら六名の差別撤廃を求めて

一九八八年九月一日、川島健也さんら六名は「もう我慢ならない」と昇進・昇格差別撤廃を求めて大阪地裁へ提訴しました。遠藤さんの裁判が大阪地裁で山場を迎えていた時でした。

⑴　六名の差別の実態

パンフレット「人間の尊厳と豊かさを求めて」[2]に掲載された原告らの差別の実態を表1に示します。役職の比較では、同学歴・同性社員と比較しています。

六名の原告は松本さんの労災認定支援、組合役員選挙への立候補補、遠藤さん支援の活動などを続けてきました。木下さんと大島さんは日本共産党員としての活動もしました。

(2) 裁判への取り組み

遠藤さんに不当な判決を下した大阪地裁民事五部の蒲原範明裁判長が昇進・昇格差別事件(以後、「差別事件」)を担当したので、その不当判決の二か月後の第六回差別裁判(一九八九年一〇月)で原告六名は蒲原裁判官に回避勧告をしました。遠藤さんへの判決はとても承服できるものではなかったので、蒲原裁判官の裁判は受けたくないと、「回避を勧告」して激しく批判しました。法廷で六名全員が発言しました。

一九八九年一二月、武田薬品遠藤君支援共闘会議と大阪争議団共闘会議は共同して「司法の反動化を許すな　一二・七昼休みデモ」を行いました。蒲原裁判長に公正な裁判を求め、裁判所を包囲するデモをしたのです。「差別事件」原告六名と遠藤さんはデモに参加して、「蒲原裁判官は公正な判決をせよ」などとシュプレヒコールをしました。裁判所の職員が出てきて、デモ参加者の人数を数えていました。

同日、「差別事件」の第七回裁判が行われ、原告は蒲原裁判長に再度回避勧告をしました。裁判長はついに法廷で、「公平に審理する」、「今後の訴訟指揮を見てほしい」と表明しました。

証言の一番バッターは川島健也さんでした。一九九一年一二月の第一八回差別事件裁判から川島さんが証言しました。

一九九三年二月、「今後の訴訟指揮を見て欲しい」と述べていた蒲原裁判長は、当事者双方に対してエンドレス裁判を避けるためとの理由で和解の意向を打診し、非定期の異動で大阪地裁を去りました。陪審裁判官が和解勧告、四月以降は新任の松山恒昭裁判長に引き継がれました。原告側は和解に過度な期待を寄せることなく、和戦両様に構えをとり、川島さんは証言を続けました。

一九九三年一一月からは私が証言しました。私が証言をはじめた頃から、訴訟の迅速化を目的に、証人は予め陳述書を裁判所に提出することになりました。証言はその陳述書に基づいて行うのです。私は一九九三年一一月と一九九四年二月に陳述書を提出し、各一時間の法廷を二回使って証言しました。私は陳述書に、六名への差別は不当労働行為であることを、事実に基づいて詳細に述べました。職場の中での活動と職場外からの支援の広がり、その中での自分の活動を書きました。陳述書はB5判で三〇〇ページを超えました。

弁護団は七名構成でした。敬称略で以下に紹介します。東垣内清（京橋共同法律事務所）、西本徹（阪南合同法律事務所）、岩嶋修治（南大阪法律事務所）、岩永恵子（淀川総合法律事務所）、斉藤真行（関西合同法律事務所）、森信雄（きづがわ共同法律事務所）、杉本吉史（大阪法律事務所）、所属事務所は一九九〇年八月当時です。東垣内、西本、岩嶋の三弁護士は遠藤解雇事件を担当され、引き続いて差別事件も引き受けてくださいました。

（3）運動の強化

裁判所の和解勧告を受け、一九九三年三月一〇日、第一回和解交渉が持たれました。会社は原告の昇進・昇格を拒否しました。

遠藤事件解決の主軸を担った「『武田薬品』遠藤君解雇撤回、労働者の権利を守る共闘会議」は「『武田薬品』賃金・昇格差別撤廃、労働者の権利を守る共闘会議」と名を改めました。上田広蔵議長と嘉村健彦事務局長は引き続きその役を引き受けて精力的に運動に取り組んでくださいました。

武田薬品遠藤闘争支援対策会議、全国薬業労働者連絡会議、武田薬品遠藤さんの解雇撤回・六名の差別撤廃争議団支援の会、武田薬品争議団支援の会、うたごえサークル・タブレッツ、武田薬品・遠藤さんと差別是正の闘いを支援する〝よどがわの会〟も引き続いて支援活動に取り組んでくれました。

一九九三年の取り組み

三月二一日　タブレッツ　スクラムコンサート出演

三月二九日　日本薬学会年会宣伝活動（大阪）

四月　ポスター普及活動（全国の支援労組・団体に、「アリナミンの武田薬品は二二年争議の解決を」など記載したポスターを掲示板に貼ってもらう活動（このポスターが癌研労組の掲示板に張られている写真が残っている）

四月一一日　東京行動

五月　医師・病院関係へ大宣伝（二万通のDMを送信）

六月一六日　全国総行動

六月二九日　株主総会行動

八月三日　淀川花火大会でうちわ配布宣伝

九月二一日　大阪大行動

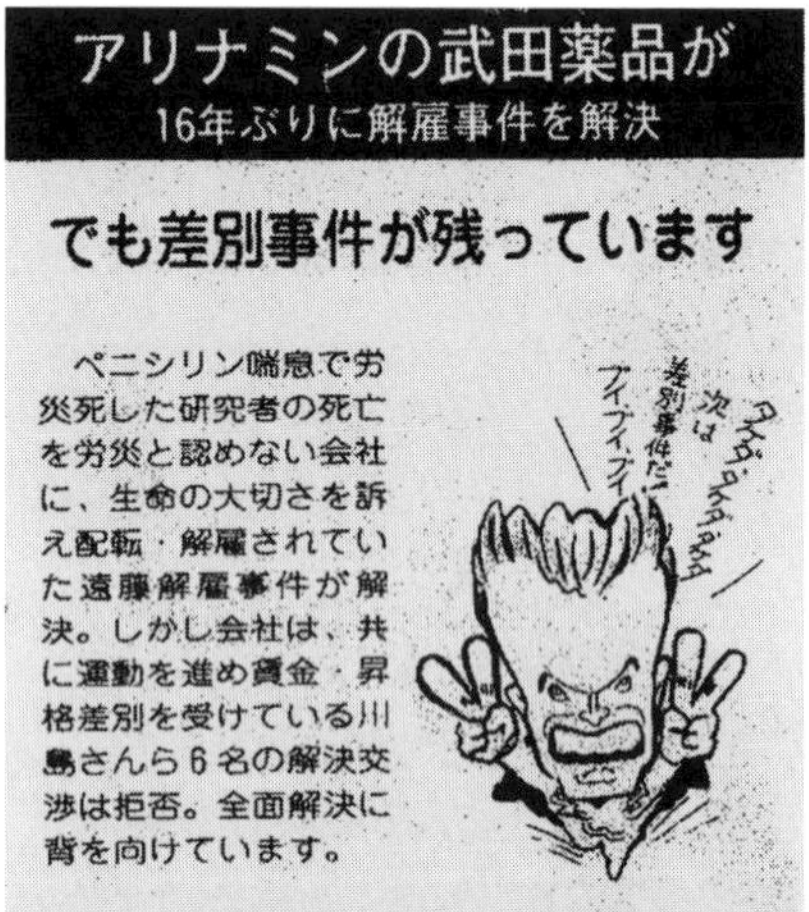

アリナミンの武田薬品が
16年ぶりに解雇事件を解決
でも差別事件が残っています
ペニシリン喘息で労災死した研究者の死亡を労災と認めない会社に、生命の大切さを訴え配転・解雇されていた遠藤解雇事件が解決。しかし会社は、共に運動を進め賃金・昇格差別を受けている川島さんら6名の解決交渉は拒否。全面解決に背を向けています。
抗議先
〈発行〉 武田薬品争議団支援共闘会議 ☎06(228)0953

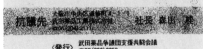

図1　ポケットティッシュの袋に入れて配布したビラ

一〇月　一万団体署名活動開始
一〇月一日　東京本社抗議・要請行動
一〇月二四日　タブレッツ　大阪のうたごえ祭典出演
一一月二三日　神農祭宣伝行動
一二月八日　野村証券関連・武田薬品・三和銀行の争議勝利をめざす大集会
一二月一六日　厚生省交渉

一九九四年の取り組み

一月一日（元旦）社長をはじめ関西役員宅要請行動
一月　全国の保険医協会などに会社へ解決申し入れ
一月一〇日　東京行動
二月一六日　全労連争議支援行動（東京　大阪）
三月四日　第一一回全国総行動
三月二一日　御堂筋総行動
三月二九日　日本薬学会年会（東京）宣伝行動
四月　団体署名一万突破

四月九日　タブレッツ　スクラムコンサート出演
四月一二日　タブレッツ　ざ・ふぉーく大阪で演奏
五月一九日　全国一斉要請行動
五月二〇日　大阪労連争議支援行動による武田薬品抗議集中行動
五月二三日　東京行動
六月七日　関西地区大学ビラ宣伝
六月一〇日　株主総会へ質問状提出

前年から取り組んだ一万団体署名活動に力を注ぎました。ダブリがないように入念にチェックしました。署名が一定数集まると、それを台車に乗せて大阪本社へ持っていきました。四月に団体署名が一万を突破した時の喜びは大きく、今も覚えています。

(4) 職場に争議解決のきざしが

運動体の活動を強化して会社を追い詰めていた一九九四年二月一五日、私は「TNP-1470(以下T)注(注射剤)の製剤化検討(一)」と題して製剤技術懇談会で研究発表しました。実に二四年ぶりに社内での研究発表の機会が与えられたのです。私の闘いと支援の力でここまで権利を回復できたと思うと感無量でした。

Tは新しいタイプの制癌剤の候補化合物でした。私は一九九一年のはじめからTを静脈注射剤にする研究をしてきました。Tは溶けにくく、溶けると分解し易いという二つの難点を持つ化合物でした。種々検討して、Tの包摂化合物をつくることに成功しました。これを凍結乾燥製剤とし、用時溶解して使用する静脈注射剤にしたのです。これにより二つの難点を乗り越えました。上司と連名で、特許出願もしました。

会社は一九九三年に『TAKEDA レポート一九九三年』(27)を発行し、社員や株主に配布しました。このレポートの一二～一三ページに、武田薬品が当時製造承認申請中および開発中の主要な化合物の状況が記載されています。その中でカポシ肉腫、悪性腫瘍治療薬として「TNP-470」が米国で臨床第Ⅰ相試験中と紹介されています。

武田薬品では、開発の段階がアップすると、開発の番号が変わり、「TNP-1470」は「TNP-470」となります。私が製剤化に苦労したTが『TAKEDA レポート』に記載されているのを知った時はとても嬉しく思いました。

「TNP-1470」の包摂化合物の構造を明らかにしたいと考え、日本科学者会議の幹部だった小森田精子さん（大阪大学理学部助教授）に同大学理学部若手研究者Iさんを紹介してもらいました。会社の了解を得て、Iさんは固体NMRを用いて解析してくれました。

私は技術懇談会でこれらの研究結果を発表しました。製剤技術懇談会の案内は大阪以外の事業場の研究者や技術者にも配られます。私は遠藤さんを守る会の会長として、守る会のビラに名を記載してきました。このビラは他事業場にも配布されました。一方、組合は機関紙を使って名指しで私を非難しました。

このような形で私は目立っており、それ故に三〇年以上もヒラ社員に据え置かれている私に、会社が研究発表させるのはどういう意味なのかと、製剤技術懇談会の案内を見た人は考えたことでしょう。長期争議を解決するとの会社の意思表示ではと考えるのが一般的だったと思います。私はこの機会を逃さずに、解決したいと強く思いました。

(5) そして勝利和解へ

会社は極めて低レベルの解決案を容易には変えようとはしませんでした。原告側は「松本労災死以来の紛争を解決する意思があるのか」と問い詰め、提示案に示される会社の姿勢を批判しました。昇進を拒み続ける会社の姿勢に対して、昇進皆無の解決はあり得ず、受け入れないならば決裂もやむなしとの決意を固めて交渉しました。

裁判長の能動的な取り組みもあって、一九九四(平成六)年六月一五日、第一三回和解交渉でついに和解が成立しました。武田薬品二二年争議が全面解決したのです。和解条項を以下に示します。

一　被告は、原告らの月額賃金を、平成六年七月一日付をもって是正する。
二　被告は、原告川島健也及び同木下善嗣の処遇を見直す。
三　被告は原告西田陽子に対し、第一項の賃金是正に伴う退職金の既払分との差額を支払う。
四　被告は原告らに対し解決金を支払う。
五　原告らは、本和解成立後の原告らの昇進、昇格、給与及び業務上の処遇について、被告がいわゆる松本問題その他思想信条を理由に、原告らを不当に差別してきたとの主張をせず、また、これを根拠として不服を申し立てない。
六　原告らは、その余の請求を放棄する。
七　訴訟費用は各自の負担とする。

支援共闘会議議長の上田広蔵さんは、以下のように述べられました[28]。

松本さんのペニシリン喘息による労災死以来、二二年を超える歳月をたたかい抜いた遠藤さん。川島団長をはじめとする六人の原告団、武田薬品争議団七人の勇者たちの勝利を讃え、先ずは「おめでとう」を申し上げます。個性豊かな七人が、職場に自由と民主主義を確立するために正義をつらぬき、困難を乗り越えてかち取った見事な勝利です。（中略）
武田薬品が、一九七一年一一月、社内で起こった一人の研究者の労災死を闇に葬ろうとしたことから、人間の尊厳をかけた武田薬品争議は始まりました。会社は、遠藤さんの解雇を頂点に、賃金・昇格差別、配転、出向など、あらゆる攻撃を加えて変節を迫りましたが、いかなる思想攻撃、反共攻撃も、誇り高くたたかう労働者を屈服させることはできませんでした。逆に、会社の非道なやり方は多くの支援者の怒りを呼び、争議に対する支援は、共闘会議を中心に全国に広がり、社内の職場民主化闘争を励ましました。その結果、会社は、男女差別をはじめとして一定の改善と手直しを余儀なくされました。武田薬品は支援、共闘の力で社会的に包囲され、最後には、厚生省も争議の解決に関心を寄せるようになり、会社は遠藤さんの解雇撤回に続いて争議の全面解決を決断せざるを得なくなったのです。武田薬品の争議は、大資本と「連合」支配の職場における労働者の職場民主化闘争を全労連が支えて勝利に導いた一つの典型としても、その意義と影響は大きいものがあります。

弁護団長の東垣内清さんは「三つの金字塔」と題するコメントを寄せてくださいました(28)。

前略、覚書の内容を確認し、やや緊張した面持ちの原告らが順次署名・捺印。最後に弁護団長の私が代理人を代表して署名・捺印。長かった日々がこの一瞬に凝縮されたようで熱い思いが走る。会社側は人事部長も出席し、調印後廊下で、支援共闘会議々長、大阪労連議長、原告団長らと握手しながら面会を約束していた。覚書には、会社が金額や処遇の事前公表を嫌がったので「公表を慎む」との一項があるが、川島鍵也君が七月一日付をもって課長に任命されたことは公然の事実。解決金の額は最近の一連の東電判決等に比しても十分評価できる。将来賃金の是正、処遇の見直しは和解でこそかちとり得たもの。加えて提訴後六年足らず、この種事案からすれば早い解決であったことなど、原告の皆さん、支援の皆さんとともに、素直に「勝利的」と評価できたことが嬉しい。第三の金字塔をうちたてて、二十二年に及んだ「松本洋治君の労災死」以来の長期争議の幕を下ろしたのである。

私は、職場の仲間たちとともに闘って幅広い支援をいただき、勝利といえる和解を勝ち取れたことを非常に嬉しく思いました。もし、あの世があるとすれば、松本さんに出会って、「仇をとったよ」と報告したいと思いました。

第6章　争議解決後の職場生活と活動 ―定年を視野に―

（1）定年に向けて

争議が全面解決したとき、私の定年までに残された期間は四年でした。父母の介護をしながら仕事と諸活動の両立をめざしました。

先輩の女性活動家から学んで、私は「五〇歳までに定年後の生活設計をたて、六〇歳までにその基礎を作り、六〇歳で職場から定年後の生活へと軸足を踏みかえる」方針ができました。

長期争議の中で得た人間関係と経験を活かして、私は定年後の活動として、①働くもののいのちと健康を守る、②女性の地位向上をめざす、③我が国の平和と民主主義を守る活動に取り組むことを決めていました。

（2）主任研究員に昇格

争議解決後、元武田薬品争議団のメンバーと支援共闘会議の役員は、武田薬品本社で会社幹部と懇談しました。その席で会社は、「もう二度と裁判をしたくない」、「差別事件の原告以外の人で差別を受けていると思う人は労働組合を介して申し出るように」などと言いました。守る会の会員たちは組合に申し出て、昇級を勝ち取りました。

会社は賃金体系を大きく変更し、新しい体系のもとで私を主任研究員に任命しました。同僚たちは喜んでくれました。和解で争議を解決した時は、私は昇格できなかったのです。「創薬物性研究室　主任研究員」との肩書のついた名刺を支給されたときは感動しました。

この頃、社会薬学研究会は『処方医薬品情報事典　ＰＤＲ　日本語編纂版』(29)の出版作業に取り組んでいました。「ＰＤＲ一九九八年版」から、日本で繁用されている二五一品目を選択して翻訳し、発刊するものでした。編集委員は片平洌彦、後藤茂、辰野高司、田中正彦、藤竿伊知郎（以上敬称略）の五名で、翻訳主査と翻訳協力者を求めていました。

私は争議が解決して時間的余裕ができたので翻訳主査に応募し、上司と同僚二名は翻訳協力者になってくれました。『処方医薬品情報事典　ＰＤＲ　日本語編纂版』は一九九二年二月一日に株式会社産業調査会から発行され、翻訳主査と翻訳協力者の氏名と肩書が記載されました。私の肩書は「元創薬物性研究室　主任研究員」と記載されています。私が最初に使った肩書きでした。翻訳作業に尽力した上司と同僚は匿名を望みました。

翻訳作業の謝礼金で、みんなでご馳走を食べに行きました。余ったお金でコーヒカップも買うことができました。楽しい思い出です。

(3) 日本科学者会議での活動

一九九五年一二月、日本科学者会議創立三〇周年記念国際シンポジウム「アジアにおける科学・技術の交流、協力」が早稲田大学国際会議場で開催されました。

私は「武田薬品研究所における権利闘争の成果と教訓」と題して報告しました。会場は同時通訳のできる広い部屋でした。私は「闘いなくして権利なし」を実感したことを報告し、「いま日本企業はアジアへの進出を激しく進めている。武田薬品も台湾、インドネシア、タイに工場を持ち、一九九六年には天津の工場（合弁会社）が稼働する予定である。日本的経営がアジアに輸出されていく現状のもとで、研究者や労働者の権利侵害の輸出が懸念される。我々は交流を深め、これを阻止する闘いをしなければならない。そのために微力ながら尽力することを表明したい」と述べました。

(4) 争議支援

武田薬品争議団は大阪争議団共闘会議に加盟して、闘い方を学び、交流・共闘しました。大阪争議団共闘会議では、争議を卒業した（解決した）人は卒業後に後輩の争議団を支援する習慣がありました。裁判傍聴し、ビラ配布に参加し、闘い方を語るなどの活動です。これらは全員ではなく、「あの人は消えたな」と言われる人もいました。

私は乞われて、「住友生命ミセス差別事件」（別項）を支援しました。住友生命では男性は結婚すると祝福されるのに、女性は結婚を理由に退職強要や嫌がらせをされました。「結婚する」と申し出ると、本人にはもちろん、上司が婚約者を呼び出して退職を迫ったり、結婚して働く女性の結婚式には祝電を打つなと社内通達を出すなど、徹底した既婚女性排除の方針がありました。

ミセスばかり集めて、見せしめ的な労務管理をしたり、子どもが小さい時に転勤を強要したりしました。そのうえ、最低の査定をして昇給、昇格差別をしたのです。一九九五年一二月にミセスたち一二名は大阪地裁へ提訴しました。その中に知人が二人いました。Ｏさんは職業病の認定闘争で知り合った人、Ｘさんは一九九五年に北京のホテルで同室だった人です。

一九九五年九月の国連「第四回世界女性会議」では、政府間会議と並行し「ＮＧＯフォーラム北京'95」が開催され、世界中から三万人の女性が集まり、日本からは六千人が参加しました。かつてなかった規模の会議でした。大阪で女性の地位向上に取り組んできた女性労働者、弁護士、研究者のグループからも四〇人余が参加、その中にＸさんと私もいたのです。争議支援と女性の地位向上の取り組みをしたいと考えていた私は、この要請を受け、争議解決（二〇〇二年一二月）まで支援しました。

一九九八年八月一二日、同僚たちに祝ってもらって私は定年を迎えました。武田薬品で三七年余働いた中で、「首の皮一枚だけ繋った」と表現される生活の日々があり、肩を抱き合って吹雪の中を仲間たちと歩んでいるような時期もありました。

自分たちの要求の正当性に確信を持ち、「闘ってこそ明日がある」と団結して闘いました。「蟻が象に挑む」と言われた争議に勝利して、定年を迎えることができたのは多くの人々の支援のお蔭です。そのことを改めて感謝し、軸足を踏みかえて定年後の生活へと向かいました。

第7章　定年後の活動（一）

―働くものの生命《いのち》と健康を守る取り組み―

1　大阪労災職業病対策連絡会での活動

(1) 機関誌『労働と健康』の編集者として

大阪では一九六〇年代中頃から、労働組合と労働者は、研究者と力を合わせて労災職業病をなくす運動を始めました。その中で誕生した「大阪労働者の生命と健康を守る実行委員会」（後に大阪労災職業病対策連絡会と改名）は、一九七三年一一月に機関誌『労働と健康』を創刊しました。創刊号に「武田製薬のペニシリンぜんそくによる死亡災害の業務上認定と企業の態度」と題して、職業性ペニシリン喘息の労災認定報告が掲載されました。私はその前年からこの実行委員会に加入したと記憶しています。

私は長期争議解決後に、大阪労災職業病対策連絡会（以下「大阪職対連」）の役員を務め一九九七年から二〇〇八年まで機関誌『労働と健康』の編集を担当しました。隔月刊行の機関誌でした。

『労働と健康』には前史として、タブロイド版の『労働と健康』がありました。一九六三年、核燃料の開発研究をしていた住友電工の若い労働者が白血病で死亡した時、同社労働者有志は田尻俊一郎さんの支援を得て労災認定に取り組みました。

日立造船や住友電工など「西六社」の労働者有志はこの闘いを支え、闘いの武器として『労働と健康』という名のタブロイド版の機関紙を発行していました。ロッカーの中にこっそり放り込む形で配布し、職場に影響力を持つようになりました。タブロイド版の『労働と健康』の発行ストップ後、「大阪職対連」の機関誌の名前として引き継がれたわけです。

「大阪職対連」では役員の中から『労働と健康』の編集委員が選任され、役員会での討議を経て、定期発行されました。

編集方針として、各号で特集を組み、研究者、弁護士、医師、臨床心理士などにそのテーマについて的確に解説・提言をしていただくと同時に、労働組合や労働者、教師、被災者に取り組みの実態をリアルに報告してもらうようにしました。双方にプラスになるようにと考えました。また、一般論文の部では、アスベスト、過労死、職業がん、化学物質過敏症、労災患者の再雇用問題などへの取り組みを報告してもらって、読者の参考にしていただこうと考えました。

同誌は国立国会図書館へ納本されており、*CiNii* Articles で論文検索ができます。二〇〇七年三月に二〇〇号発行を達成しました。

二〇〇七年一二月七日、「大阪職対連」は「わが国における働く人々のいのちと健康を守る運動の歴史に輝く金字塔をうちたてた」として、働くもののいのちと健康を守る全国センター賞を受賞しました。

先輩編集長の尽力と読者に支えられて、二〇〇号の峰を築くことができたので、一～二〇〇号をｐｄｆファイル化し一枚のＣＤ－Ｒに収めました。これには化学一般関西地本ダイトーケミックス支部が協力してくれました。キーワード検索もできるようにしたので、闘いを顧みるときには貴重な資料です。ＣＤ－Ｒは自宅のパソコンで私が作成しました。希望者に販売して、財政面でも貢献できました。

同誌の編集責任者としての活動は私の定年後一〇年間の活動の柱であり、原稿集めに苦労もしましたが、懐かしく思い出される活動です。

(2) 派遣労働者咽頭炎の労災認定・補償への取り組み支援

大手製薬会社（藤沢薬品研究所　以下Ｌ社）へ派遣された女性労働者が、免疫抑制剤の定量分析業務に従事して、咽頭炎となり、大阪労災職業病対策連絡会（以下大阪職対連）、研究者、弁護士、労働組合、全国薬業労働者連絡会議の支援を受けて労災認定と補償、職場改善を勝ち取

りました。(32・33)

消え入るような声の電話相談が大阪職対連に

一九九九年一二月、Ｊさんが「大阪職対連」へ電話相談してきました。その声は非常に小さくかすれており、事務局長のＫさんは話を聴き取るのに大変時間がかかりました。

事務所を訪れたＪさんは、「のどが焼けるように〝じりじり〟とし、上あごは皮がむけ、舌は荒れ、鼻からのどにかけては腫れて常に火傷をしたような痛みがある」というひどい状態でした。事務局長と私が取り組むことになり、大阪府勤労者健康サービスセンターの原一郎先生を紹介して治療の指針をお願いしました。

発症経過

一九九九年八月、ＪさんはＬ社の研究所へ派遣され、練合品中の免疫抑制剤を液体クロマトグラフ法〈HPLC法〉で分離定量する仕事を与えられました。勤務を始めた初日に、所員（正社員Ｍ）はHPLC用検体（三〇検体、各二〇〇ml）の調製を命じました。局所排気装置のない実験台上で、九九・五％エタノールと水を用いて練合品を溶解しようとしました。

エタノールの強い刺激臭を感じました。練合品が液面に浮いてしまって溶解しないので、Ｍ

は超音波処理をするよう指示しました。この作業は三時間におよび、水温が上がっても練合品は溶解しませんでした。

喉への刺激が強く、心配になって「このまま続行しても大丈夫か」と聞くと、「大丈夫」とMは答えました。しかし、鼻、口、喉、舌がじんじんと痛く、声がかすれて出なくなりました。ここで帰宅時間となり、翌日から別の仕事を指示されました。

インターネット上の「派遣労働者の悩み一一〇番」へEメール

Jさんは同じ症状が続き仕事を継続できないので、本来自ら契約を解除する必要がないのを知らず、同年一〇月に契約解除しました。雇用保険を受給したいと考えていたこともありました。病気を抱え失業者となったJさんは、龍谷大学法学部教授脇田滋さんの開設している「派遣労働者の悩み一一〇番」へ相談のメールを送りました。脇田先生は相談窓口の資料を大量に送ってくださいました。そのなかで、「大阪職対連」の電話番号を見つけて電話しました。電話に応対した大阪職対連事務局長のKさんはすぐに取り組みをはじめてくれました。

作業と症状との因果関係

Jさんは友人の薬剤師たちの協力で、分離定量する対象物であるこの免疫抑制剤の軟膏について調査したところ、皮膚以外の部分（口や鼻の中の粘膜）に塗布してはいけないこと、皮膚に投与したとき灼熱感や疼痛が高率で出ること、また、副作用として感染症（上気道炎など）があることも知りました。武田薬品やＬ社の研究所員は作業の問題点を考えてくれました。

Ｊさんの取り扱った免疫抑制剤はエタノールに極めてよく溶け、水にはほとんど溶解しません。HPLC用検体を調整するには、まずエタノールに溶解し、次に水を加える必要があります。しかし、Ｍはその逆の操作を指示しました。

練合品が液面に浮いてしまって溶解しないので、Ｍは超音波処理をするよう指示しました。当然のことですが、検体の調製は失敗しました。三時間も超音波処理したため、液の温度は上昇してエタノールは揮発し、超音波処理したために免疫抑制剤は霧化したと思われます。Ｊさんの上気道はエタノールと免疫抑制剤のばく露を受け、鼻、口、喉、舌がじんじんと痛く、声がかすれて出なくなったのです。

悩みながら労災申請

原一郎さんの紹介で二〇〇〇年一月、Ｊさんは神戸労災病院を受診し、ウィルス感染の疑いがあると診断されました。

労災申請に踏み切るまでは、とても不安だったそうです。製薬会社の産業医に「化学物質の証明は不可能だ」と吐き捨てるように言われ、派遣会社の営業担当者に「製薬会社と闘うことになるし、他の派遣スタッフもいることなので申請をやめて欲しい」と言われたりしました。

また、その当時（一九九九年一一月）Ｊさんがかかっていた耳鼻咽喉科のドクターに、「労災申請をすることによって、派遣会社が顧客を失うことになるので、あなたは派遣会社から訴えられる」などと言われ、これらの誤った情報で精神的に追い込まれていたからです。

しかし、これは「大阪職対連」の方の話とは、まったく違っていたので何が真実なのか知りたいと思いました。また、原先生から「体をきっちり治すためにも申請してはどうですか」とのアドバイスをもらいました。申請しなかったとしても体調不良で思い悩む日々が続くのであれば、前に進もうと、一九九九年一二月二二日申請しました。

労災認定され、補償に取り組む

二〇〇〇年三月二九日、Ｊさんは大阪中央労動基準監督署から業務上認定の通知を受け取りました。給付内容は休業補償八日分と四月末までの療養補償でした。専門医の治療を受けて三月には症状も軽くなり、Ｊさんにとって嬉しい春になりました。

Ｊさんの苦しみは、Ｌ社が安全配慮義務を怠ったために起きたものです。「大阪職対連」の紹介で、Ｊさんは民主法律協会の派遣労働研究会へ相談して、補償問題に取り組みました。担当してくれた弁護士は村田浩二（堺総合法律事務所）、中筋利朗（天王寺法律事務所）ら三名でした（所属事務所はいずれも当時、敬称略）。

弁護士との打ち合わせには私も参加しました。弁護士に化学物質の健康影響を理解してもらうには苦労することがあります。「超音波は電磁波ですか」という質問が出たりするのです。

弁護士と会社との交渉が進んでいるときに、全国薬業労働者連絡会議（全薬会議）が厚生労働省交渉をすることを知り、要請して参加させてもらいました。全薬会議については遠藤さん解雇撤回の闘いの項で述べましたが、国民の健康と生命を守る薬品作りと、労働者の生活と権利を守るための活動に取り組む組織として一九八八年に結成され、毎年、厚生労働省交渉を重ねてきました。

二〇〇一年三月、Jさんは同会議大阪代表の携帯電話の番号を頼りに厚生労働省へ赴き、実名で、また、取り扱った薬品名も告げて、被害の実態を訴えました。この時の模様を同会議の荒木茂仁事務局長は次のように語っています(31)。

全薬会議は職場の医薬品による健康被害について一九八八年以来「実態調査」と「具体的な対策をとる」よう要求してきましたが、本年三月の薬業総行動でAさんが具体的に医薬品と企業名を明らかにして要請したことは、厚生労働省に大きなインパクトを与えました。自らの健康被害のことだけでなく「医薬品による健康被害が出ないように、安全衛生教育の徹底」「医薬品への暴露がないよう安全対策の徹底」「被災者が出た場合はその経緯と事後対策の職場への周知徹底」を要請したことでした。これに対して厚生労働省も素早い対応を示し、そのことによって具体的に会社に対策を取らせるに到ったAさんの行動は大きく評価されるものであり、薬業の運動としても大きな前進です（この引用は荒木茂仁事務局長が語ったものなので、ＪさんとしないでそのままAさんとしました）。

厚生労働省が素早い対応を示した結果、補償交渉は急速に進み、いい内容で和解が成立しました。

労働基準監督署が派遣元と派遣先に行政勧告・行政指導

派遣労働者が仕事で病気になった場合、派遣元の所在する地域の労働基準監督署（以下労基署）へ労災申請します。本件では大阪中央労基署です。しかし、Ｊさんが作業したのは派遣先のＬ社ですから、Ｌ社を所管する大阪淀川労基署へ調査・改善の申し入れをすることになり、Ｊさんと大阪職対連、全大阪労働組合総連合（以下大阪労連）、大阪労働健康安全センター、化学一般関西地方本部、全国薬業労働者連絡会が連名で申し入れました。

労働基準監督署からの回答[33]は「派遣先に対する是正勧告と行政指導として、①大企業である大手製薬会社にあってはならない、安全衛生教育がなされていなかったことは労働安全衛生法五九条二項（配置転換時の安全衛生教育）に違反している。②職長等の教育（労働安全衛生法六〇条）の対象業種ではないが、安全衛生教育は、職長等の教育に準じて行うべきである。③事故が起こった場合、派遣先は派遣労働者に対して、派遣先の誰に連絡、相談をすべきかの事前の安全衛生管理体制の周知徹底をしていなかった」でした。

「派遣元に対する是正勧告と行政指導として、①雇入時に安全衛生教育をしていなかった（労働安全衛生法五九条一項一雇入時の安全衛生教育）。②雇入時に健康診断をしていなかった（労働安全衛生規制四三条一雇入時健康診断）。③派遣先の業務における危険予知の把握がなされず、且つ派遣社員への危険予知の教育が不徹底であった。④派遣元として、派遣先への危険予知対策が取れない場合、派遣先に対してその対策を依頼すること」という内容でした。

大きく改善された元の職場

その後の職場の変化について、Jさんが L社で働く人にきいたところ、以下の内容の改善がなされていました。

（1）ドラフトを使うという気運がたかまり、会社側もうるさく言うようになった。

（２）「（ドラフトの）利きが悪い」というとすぐ対応してくれ、メンテナンスの対応の早さに驚く。
（３）新人派遣社員には教育マニュアルができ、安全教育を必ず受けるようになった。
（４）産業医もきっちり巡回してくるようになった。それまでは見かけたことがなかった。
（５）産業医のみならず、週一回は各所属長（各研究室の長）が巡回し、片づいていないところや、気が付いたことを社内メールで通達するようになった。
（６）一週間単位の提出シートができた。記述内容は、毎日その日の終わりに、使用薬物、作業場所、仕事内容、気が付いたことや気になったことを記入し、一週間で完成させて提出。
（７）その他
・密着性のマスクが使いやすくなった。希望するとすぐに購入してもらえる。
・ある日、溶媒倉庫に入った人が、気分が悪くなる出来事があったが、すぐに改善対策がとられた。いままでは、入室時に換気扇をまわし、外室時にスイッチを切っていたが、終日換気扇をまわすようになった。
・全体的に対応が早く言いやすくなった。
「泣き寝入りしなくてよかった」「私の労災事故が無駄に終わらず他の派遣者の役に立ってとてもうれしい」「認定・補償への取り組みと安全な職場作りは一体のものであることがわかり

ました」[31]とJさんは報告しています。私も役に立ってよかったと思います。

(3) 宮野政士さんの職業がんを労災認定させる会での活動

故宮野政士さんは、一九七一年、ダイトーケミックスに入社し、多種類の化学物質を取扱いました。宮野さんは、定年後の一九九六年下咽頭がんと診断されました。宮野さんは、主としてビスクロロメチルエーテルやジアニシジンなどの発がん物質に曝露し、その結果発がんしたとして、労働組合の支援のもと、労災申請をしましたが却下されました。審査請求、再審査請求を経て、二〇〇一年に大阪地裁に提訴しました(行政不服訴訟)。しかし残念にも二〇〇六年三月最高裁でも請求が却下されました[34]。

二〇〇一年に「宮野政士さんの職業がんを労災認定させる会」が結成され、私は大阪労災職業病対策連絡会から同支援する会に派遣されて、二〇〇六年まで副会長を務めました。私の任務は弁護団会議に参加して因果関係の立証に協力することでした。

私はビスクロロメチルエーテルの発がん性を調査しました。知人の耳鼻咽喉科医師・竹内治一氏を弁護団に紹介して意見書を提出してもらい、また、堀谷昌彦氏と共に、北海道の勤医協中央病院耳鼻咽喉科医師・吉澤朝弘氏を訪ねて意見書を提出していただくなどの活動をしました。この件は堀谷昌彦さんが『新しい薬学をめざして』[35]に報告していますので、詳細は省略します。

2　大阪労働健康安全センターでの活動

大阪労働健康安全センター（以下安全センター）は一九九三年一二月、大阪での労働者の「生命と健康」を守る砦として設立されました。私は一九九七年から二〇一六年までの一九年間、安全センターの役員（理事や幹事）を務めました。二〇〇九年までは大阪職業病対策連絡会副会長として選出され、二〇〇九年以降は「化学物質と労働者の健康研究会事務局」として選出されました。

(1) 石橋良信さんの職業がんを労災認定させる闘い支援

この項に関しては、すでに原告の石橋恵子さん、(36) 裁判所に意見書を提出した水谷民雄さん、(37) 支援した労働組合の堀谷昌彦さんが (38)『新しい薬学をめざして』に報告しているので、闘いの概略と私の支援活動について述べます。

石橋良信さんは一九六五年に現ダイトーケミックスに入社し（二一歳）、工場で製造・開発の仕事に従事しました。不十分な安全対策の職場環境の中で働き続け、ジアニシジンを含む芳香族アミン、多環芳香族炭化水素、変異原性物質など多くの化学物質に、ばく露しました。

一九八九年に膀胱がんを発症し、一九九二年にはジアニシジンによる労災と認定されました。しかし、二〇〇一年一二月に口腔底腫瘍を発症しました。転移ではなく多重がんでした。その翌年、労災申請しましたが、五九歳で二〇〇三年に亡くなりました。二〇〇六年、大阪労基署は請求を棄却しました。その後、遺族の石橋恵子さんが故人の遺志を継いで審査請求・再審査請求と闘いましたが「因果関係が明確ではない」として、請求は棄却されました。

遺族はこの決定を不服として大阪地裁へ提訴しましたが（二〇〇九年八月）、大阪地裁は請求を棄却（二〇一二年一二月）。大阪高裁へ控訴（二〇一二年一二月）するも大阪高裁は控訴棄却（二〇一四年一一月）。最高裁へ上告受理申立（二〇一五年一月）しましたが、最高裁は上告不受理決定をしました（二〇一六年二月）。

私は石橋恵子さんが大阪地裁へ提訴した二〇〇九年八月から、支援活動に参加しました。また、二〇一二年から大阪労働健康安全センターの幹事として、「石橋良信さんの職業がんを労災認定させる会」に派遣され、会の幹事を務めました。

私はジアニシジンばく露と口腔底がんの因果関係について、裁判所に意見書を提出してくれる研究者を探しました。新薬学者集団の早川浩司さんに相談したところ、「新薬学者集団の運営委員をされている水谷民雄京都府立大名誉教授に頼んでごらん」との返事を得ました。水谷さんに話したところ、快く引き受けてくださり、非常に嬉しく思いました。「ひと・まち交流

館 京都」に集まり、池田直樹弁護士が水谷さんに詳細を説明して、正式に依頼しました。水谷さんは大阪地裁へ二回、大阪高裁で一回意見書を提出してくださいました。

大阪市立大学の圓藤吟史教授も意見書を提出されましたが、意見書作成にあたり、大阪市大の先生の教室へ、労働組合の人と数回うかがい、議論に参加しました。

私は、弁護団会議で水谷、圓藤両氏の意見書を解説する役割を果たしました。そのことによって化学発がんについて多くのことを学び、次の闘いの基礎となりました。また、原告や労働組合の人と一緒に裁判所前のビラ配布にも参加し、法廷を傍聴しました。

ジアニシジンへのばく露者は少数であり、口腔底がんは発症者が稀という石橋さんのようなケースで、被災した労働者の遺族が因果関係を示さなければならない、それでも労災が認定されないというのはあまりにも酷です。

桑原昌宏氏は「因果関係」と「立証責任」について次のように述べています。「因果関係」では、新種の職業病については「ＩＬＯの基準によって、『疑わしきは』起因性ありという条件的因果関係論を採用すべく認定基準を拡大すべきであろう」また、「立証責任」では、「新種の職業病についての立証は困難であるから、一定の業務に従事する者がかかる疾病であって、業務起因性ありと疑われるものについては、むしろ使用者が反証をあげえない限り認定をおこなうべきである[39]」（ＩＬＯ〈国際労働機関〉）。

水谷、圓藤両氏の意見書から因果関係は充分に推認されるので、行政と司法の判断を私は認めることができません。私はこの見解を『新しい薬学をめざして』に寄稿していますので詳細は省略します(40)。

石橋さんと遺族の一四年に及ぶ闘いは残念な結果となりました。しかし、闘い続けた意義は多いとして、池田直樹弁護士は次のように指摘しています（概略(41)）。

一四年にわたる闘争は勝利には結びつかなかったものの、その過程で、公的な疫学調査の必要性、職業がんの認定枠組みの狭さ、科学的立証の限界と司法的救済における事実推定の消極性などの問題点を明らかにした。それらはそのまま今後の運動の課題でもある」、さらに福井の化学工場におけるオルト‐トルイジンによる膀胱がんの集団発生が明らかになったのは、「今回の労災闘争による情報発信が運動と発見につながったものである」、そして「職業がんをなくす患者と家族の会」の発足（二〇一六年六月）に関しては、「今、明らかになりつつある有害化学物質による発がんについて、国内でも稀有な運動団体として情報発信を続けた実績をもとに、当事者・家族の運動へと発展させることで、上記課題の克服につながっていく展望を打ち出した。この点に、石橋労災闘争の歴史的意義がある。

また、田中康博さんは、三星化学でオルト－トルイジンにばく露して職業性膀胱がんに罹患し、福井地裁で裁判闘争（民事訴訟）に取り組んでおられます。彼は、石橋裁判を支援する中で自分の職場の職業性膀胱がんを見出しました。手記の中で「立ち上がれた勇気の源はどこにあったか」という自問に、労働災害と闘ってきた先人らに思いをはせて「希望の灯《あか》りをいただきました(42)」と自答しています。

(2) 中国人ポストドクターの過労死裁判支援

二〇〇六年の夏、中筋利朗弁護士から、「分子生物学的手法や製薬会社での研究の実態などに精しく、協力してくれる人を紹介してほしい」との依頼を受け、日本科学者会議（ＪＳＡ）の小森田精子代表幹事に相談しました。ＪＳＡ京都支部の宗川吉汪さん（京都工芸繊維大学名誉教授）を紹介していただき、同氏は証人となって奮闘されました。これがきっかけとなって、私は二〇〇九年から本件に取り組むことになりました。

中国人ポストドクター過労死問題の概要

本件は約二〇年の経過があり、訴訟も二つ取り組まれたので、概要を述べます。岩城穣弁護士の論文(43)と私がかかわって以降のデータをもとに経過をまとめました。

中国人のNさんは、中国の大学院を卒業後日本政府の国費留学生として、一九九二年奥さんと来日し京都大学で農学博士の学位を取得、一九九五年五月田辺製薬（後に田辺三菱製薬）の研究所に一年契約の年俸制契約研究者（ポストドクター〈以下ポスドク〉）として入社しました。

同年一〇月から、DNAテロメラーゼを標的にする抗がん剤開発チームの一員になり、研究に打ち込みましたが、同年一二月出勤途上倒れ、死亡しました（三二歳）。行政は労災と認めず、二〇〇五年八月大阪地裁に行政訴訟を起こしましたが、二〇〇九年一月請求が棄却されました。奥さん（以下原告）は大阪高裁へ控訴しました（二〇〇九年五月）。しかし、大阪高裁は不当判決を下しました（二〇一〇年五月一三日）。原告は最高裁へ上告受理申立をしましたが、最高裁は不受理の決定をしました（二〇一一年四月八日）。

田辺製薬への損害賠償請求訴訟も二〇〇五年から取り組まれ、二〇一〇年二月三日に和解が成立しました。弁護団は京都の竹下義樹、大阪の岩城穣、中筋利朗、上出恭子でした（敬称略）。

①過労死の労災認定

厚生労働省は、「ストップ過労死」と題するパンフレットの中で、過労死等とは「業務における荷重な負荷による脳・心臓疾患や、業務における強い心理的負荷による精神障害を原因とする死亡やこれらの疾患のことです(44)」と説明しています。

そして、脳・心臓疾患の労災認定基準を定めています。心臓疾患の対象疾病は虚血性心疾患等で具体的には心筋梗塞、狭心症、心停止（心臓性突然死を含む）、解離性大動脈瘤です。過労死の業務起因性の判断には、長時間の過重業務（労働時間と労働時間以外の負荷要因）の証明が求められます。

②中国人Ｎさんの長時間過重労働と死因

Ｎさんの労働時間については岩城論文(43)、地裁最終準備書面、控訴理由書に記載されています。以下の通りです。

Ｎさんは七時五分頃自宅を出て、八時四〇分頃から研究をはじめ、終業時刻を午後七時一〇分ないし七時五〇分頃と記載していました。しかし、通勤時間と帰宅時間から計算すると実際の終業時刻は記載時間より一時間遅かったと思われます。この一時間で実験ノートを記載したと考えられます。所定休憩時間は四五分、Ｎさんの休憩時間は多くても三〇分と考えられます。自宅で論文を読み、土・日には京大で勉強しました。一二月六―九日に名古屋で開催された第一八回日本分子生物学会年会にＮさんは初日から最終日まで参加しましたが、妊娠していた奥さんを気遣ったことなどから四日連続で自宅から通いながら参加しました。学会の聴講時間と往復時間を労働時間と考えるとＮさんの死亡前一カ月の時間外労働時間は一一三時間五〇分に達しました。

Nさんには労働時間以外の負荷も多くありました。一番先に論文発表した者に研究業績の先取権が与えられるので、研究者は厳しい競争の中におり、このストレスは大きいものがあります。[45] Nさんにはポスドクのストレスが加わりました。小森田さんは「ポスドク問題としてのN氏過労死事件[46]」と題して論文を発表していますので、以下にその一部を引用します。

一九九一年から大学院重点化政策が始まり、国立大学大学院生五万人、博士課程修了者六千人程度であったのが三倍強に増加しました。

一九九五年施行の科学技術基本法では科学技術振興のための科学技術基本計画作成を定めています。一九九六年からの三期にわたる基本計画の第一期基本計画で、ポスドク一万人計画が出され、ポスドクの雇用が可能になりました。短期のプロジェクト研究の競争的資金での雇用が中心なので、若手研究者を真に活用する道にはなっていません。国立研究機関の独立行政法人化と国立大学の法人化の結果、正規の教員・研究員が削減され、助教（旧助手）など若手研究者のポストが激減しました。博士課程修了者の就職率は五〇％を切っています。短期雇用の博士研究者（ポストドクター）をポスドクと呼んでいます。

若手研究者を使い捨てにする状態の固定化、高学歴ワーキングプアの常態化は、日本の誤った科学技術政策の結果だったのです。

Ｎ氏の雇用形態は、早い時期に生まれたポスドクです。彼の過労死をポスドクの側面から見ると、研究者の専門性や研究活動における精神的負荷が問題の中心になります。

多くの若手研究者はポスドクなどの不安定雇用で研究に従事し、将来への不安は大きな精神的負荷となっています。任期一年の契約社員のＮ氏は良い結果を出して会社に認めてもらい正規雇用に移れるかもしれないと期待を抱いたでしょう。外国人は雇用期間が切れると滞在資格を失う不安もあります。このような状態でＮ氏は激しい精神的身体的ストレスを感じていたのではないでしょうか。

弁護団はＮ氏の労働時間や研究業務の質的過重性を論証し、Ｎ氏の死亡が業務に起因する過労死に当たることを訴えました。

Ｎさんは過労死の認定要件を充分満たしていたのです。Ｎさんの死因に関してですが、死体検案書に記載された直接死因は、「虚血性心不全の疑い」でした。行政訴訟地裁では、「死因は心筋梗塞と考えられる、まだ若く動脈硬化などの基礎疾患や危険因子のない人であっても過重労働により心筋梗塞を発症しうる」との松葉和己医師（耳原病院高石診療所）の医学意見書を提出しました。

また、行政訴訟高裁では山本医学鑑定研究所の法医学専門医・山本啓一医師の意見書を提出しました。

宗川さんの知人の山本医師は死因について豊富な鑑定経験を持つ人で、Nさんの死因について、「冠動脈に血栓が形成され急性冠症候群による虚血性心疾患による虚血性突然死と推測され、心筋症の可能性は低い」と意見書に書かれました。

研究者、労働者、過労死家族の会はタッグを組んで二つの裁判を支援

原告は二〇〇五年八月大阪地裁に行政訴訟を起こし、同年一二月には会社を相手に民事訴訟も提起しました。行政訴訟は労災であることを認めない国の決定は不当として、国を訴える裁判なので、和解による解決はありません。民事訴訟は会社に損害賠償を求める裁判で和解による解決があります。

①大阪地裁での行政訴訟の取りくみ

提訴の時点で、弁護団の手元にあったのは、Nさんが作成していた「実験ノート」と、次年度にかけての研究目標とスケジュール計画を記載した「チャレンジシート」くらいでした。

二〇〇六年夏から加わった宗川さんはNさんの残した実験ノートを詳細に検討し、その結果をNさんの実験ノートに関する所見としてまとめ、裁判所に提出しました。また証言もしまし

た（二〇〇七年二月）。

Ｎさんは一九九五年一〇月から抗がん剤開発研究チームの一員となり、テロメラーゼ阻害薬を検索するための実験系を確立することを目標に、まずテロメラーゼＲＮＡ遺伝子をクローニングし、その発現に関係する調整調節因子を同定しようとしていました。がん細胞はテロメラーゼ活性が高いため、その活性を抑制する薬物は抗がん剤になる可能性があります。当時テロメラーゼは遺伝子複製に関する基礎研究や抗がん剤の開発研究の最先端のターゲットでした。

松葉和己医師（耳原病院高石診療所）の医学意見書を提出しました（前述）。

二〇〇九年一月、地裁は請求を棄却しました。「Ｎの死亡は、虚血性心疾患（急性心筋梗塞など）に随伴した重篤な不整脈以外の理由による不整脈、例えば心筋症もしくは他の心疾患による重篤な不整脈の突発により死亡した蓋然性が高かったことが推認される」として、病名の認定を誤りました。また、理系実験系研究者の長時間労働や仕事の質的過重性、ポスドクの地位の不安定性を理解しない不当な判決でした。

②研究者・労働者・過労死家族の会が支援する会を結成

二〇〇九年六月一九日、「田辺製薬契約研究員、Ｎさんの過労死裁判を支援する会」（以下支援する会）が京都市内で設立されました。役員は会長…宗川吉汪（京都工芸繊維大学名誉教授・分子生物学専攻）、副会長…小森田精子（日本科学者会議代表幹事、元大阪大学理学部助教授）、副会長…村田敏史（大阪労働健康安全センター事務局長）、寺西笑子（全国過労死家族の会代表）、幹事…中西功治（全国薬業労働者連絡会議大阪ブロック代表幹事）、遠藤富雄（大阪中央区労連役員、元武田製薬争議原告）、古里宏治（大阪淀川・東淀川労連事務局長）、西田陽子（大阪労働健康安全センター理事）、事務局長…仲村幸治（元村上過労死裁判を支援する会事務局次長）が選出されました。

宗川、小森田両氏はＪＳＡの幹部、遠藤、村田両氏は大阪の多くの争議に関わり経験豊富な組合活動家、寺西さんは過労死裁判では全国的に有名な人、中西さんは全国薬業労働者連絡会議（以下全薬会議）代表幹事で、それぞれが持ち味を生かして、二つの裁判を支える運動を展開することになりました。　事務所は大阪労働健康安全センターに置かれました。

支援の会は全国薬業労働者連絡会議の支援を受けて、二つの裁判の進行状況にかみ合う取り組みを展開しました。二〇〇九年一二月に大阪高裁（行政訴訟）の結審が予想され、また、大阪地裁での民事訴訟も進んできたので、高裁への署名・要請葉書活動、ホームページ設置、決起集会開催、会社への争議解決の申し入れ、裁判所前や会社門前でのビラ配布、ニュース発行、研究会などでの報告と支援要請に取り組みました。

全国薬業労働者連絡会議が取りくんだ厚生労働省交渉に原告が参加し訴えました（二〇〇九年一〇月二三日）。また、日本製薬工業協会（製薬協）へも要請しました。原告は大阪の中国領事館へ赴き支援を要請しました。

私は、日本科学者会議・科学者の権利問題委員会主催のミニシンポで、「ポスドク・Nさんの過労死裁判支援の取り組みとポスドクの労働の過重性について」と題して報告し、支援を訴えました（二〇〇九年一〇月一八日東京）。また、「中国人ポスドクの過労死から考える」と題して現代労働負担研究会で報告し（二〇〇九年一一月二八〜二九日名古屋）、同時期に開催された日本科学者会議の東京科学シンポジウムでは「中国人ポスドクの過労死裁判支援の取り組み―ポスドクの権利を守り日本の科学技術の真の発展をめざして―」と題して誌上報告しました（二〇〇九年一一月二八〜二九日）。

中国人ポスドクの過労死裁判はおそらく日本で初めての事例でしたので、研究者たちの関心は高く、支援してくれる人が相次ぎました。また、働くもののいのちと健康を守る全国センターの総会で、私は大阪労働健康安全センター選出の代議員として出席し、報告と支援の訴えをしました（二〇〇九年一二月〇四日東京）。

③支援する会―決起集会を開催

二〇〇九年秋以降、大阪地裁での民事訴訟で和解交渉がすすめられ、二〇〇九年一二月一六日に大阪高裁（行政訴訟）で裁判が開かれたので、支援の会の行動デーとして、午前は大阪高裁で裁判を傍聴、その後に報告集会、午後は田辺三菱製薬本社への要請行動を組み、夕方六時から「Nさんの労災認定闘争勝利をめざす決起集会」を開きました。

N夫人の訴えに応えて、大阪中国領事館の呉鉄人領事と領事アタッシェが裁判を傍聴してくれました。

裁判所に中国人の署名約一〇〇〇筆を含む四四三七筆の署名を提出しました。

裁判後の報告集会では、中国領事館の呉領事と領事アタッシェが冒頭部分に参加し、支援する会の人たちの熱心な支援に感謝の意を表しました。

午後三時から支援する会の宗川会長、村田副会長、遠藤幹事が田辺三菱製薬の本社へ赴き、吉松智明総務グループマネジャーら二人に早期解決を要請しました。

会社への要請項目は、①大阪地裁における和解協議に誠実に対応されたい。②原告側の和解案を真摯に検討し、これを尊重されたい。③金額面では、懸命に働いて倒れたNさんと、その後一四年間にわたって苦労を余儀なくされた遺族に報いられたい。④その他の条項面では、Nさんと遺族の思いを受け止め、将来ある優秀な研究者を若くして失ったことに遺憾・哀悼の意を示すとともに、有期契約研究員（ポスドク）や外国人研究員を含め、研究員の心身の健康について十分な配慮を行っていくことを約束されたい、の四項目でした。

Nさんの件で中国大使館が日本の外務省に外交照会を行ったことや、大阪の中国領事館の呉領事らが午前の裁判を傍聴したことも話しました。吉松氏は「支援する会」の要請内容を会社の幹部に伝えると答えました。

午後六時からの決起集会は四七名が参加、小森田副会長による「科学技術基本法とポスドク問題」と題するミニ講演、弁護団報告、闘う仲間の訴え、午前からの行動デーの報告などがあり、勝利をめざして一層奮闘する決意を新たにしました。また、ホームページに中国版を掲載することも決めました。

④支援する会―旺盛な宣伝活動に取り組む

高裁判決が予想より延びましたが、地裁での民事訴訟で二〇〇九年秋から和解交渉が始まったので、支援する会は宣伝活動に力を注ぐ方針をたてました。二〇〇九年一二月二四日朝、裁判所前三つの門で宣伝しました。この宣伝活動は労働争議に取り組む他の二団体との共同行動でした。

翌年一月七日朝、田辺製薬の本社（北浜）前で一一名がゼッケンをつけて宣伝、社員さんから「頑張って」と声がかかりました。

一月一四日朝、一〇名がゼッケンをつけて道修町（地下鉄淀屋橋と北浜）で宣伝しました。この日は非常に寒くて、顔がこわばり、足のつった人が出るほどでした。大阪での宣伝には過労死家族の会、全国薬業労働者連絡会議（以下全薬会議）の大阪のメンバー、日本医療労働組合連合会、化学一般関西地方本部の労働者が多数かけつけてくれました。

一月二七日朝、東京本社前での宣伝には東京の全薬会議の会員一〇名が取り組んでくれました。私は事務局長的な役割を担うことになっていて、一月以降の宣伝に用いたゼッケンをお正月に自宅で作成しました。

⑤原告の一五年の苦闘が報われて──民事訴訟で会社と和解

地裁での民事裁判は二〇〇九年一〇月に証人調べがあり、その後、裁判所は和解を勧告しました。二〇一〇年二月三日、Nさんの民事訴訟で、裁判上の和解が成立しました。和解内容は非公開となっていますが、基本的には、亡くなったNさんの努力と遺族の思いに報いる内容であると弁護団は評価しました。

本書で武田薬品の労災職業病被災者の補償闘争を紹介しましたが、労災と認定されてからの取りくみでした。しかし、Nさんの場合は時効（一〇年）が迫っていたので、行政訴訟提起と同じ年に、民事訴訟を起こしました（二〇〇五年）。

行政訴訟が一審で敗訴した状況の下での民事訴訟の和解交渉は大変厳しいものがありました。弁護団が証人尋問や医師意見書を提出して、事実関係を明らかにする活動を積み重ねたこと、支援の会が旺盛で粘り強い活動をしたことが会社に和解を決断させたと思います。

産経新聞は「中国人研究員の過労死訴訟　田辺三菱製薬と遺族　和解　大阪地裁」と題して報道し、「和解条項は、田辺三菱製薬が『外国人研究員、契約研究員を含む従業員の業務を理解し、人権を尊重し、安全で快適な職場環境づくりを目指す』とした上で『男性の死亡を重く受け止める』と表明」と記載しました（二〇一〇年二月六日 大阪朝刊）。

しんぶん赤旗（近畿版）は「原告である妻は、『会社は、夫と同じような悲劇が起きないように努力してほしい。一五年の苦しい日々でしたが、命の重みを考えていただくチャンスであり、健康で安全な社会づくりのために、多くの支援者の方々が、努力していただいたことに感謝しています。労働者として権利を守られる日本に、品格ある国になってもらいたい。二人の子供たちが「お父さんは立派な研究者だった」と胸を張って暮らしていけるように、過労死認定を求める行政訴訟で国にも納得できる答えをいただきたい』と語った」と報じました（二〇一〇年二月四日）。

同時に、支援する会の小森田副会長の談話も次のように伝えました。

「Nさんのお連れ合いの一五年を考えると、民事裁判での和解を単純に喜べない気になりますが、彼女のこれからの人生の第一歩として喜びたいと思っています。行政裁判が残っています。日本で社会問題化しているポスドク問題にも大きな影響を残す裁判ですから、全国のポスドクの人たちの協力を得て、良い結果にしたいものです」。

⑥民事訴訟での和解をテコに高裁（行政訴訟）での勝訴をめざすも敗訴

民事訴訟での和解成立後、支援する会は三か月後の高裁判決勝訴をめざして、一万筆の署名達成、高裁への要請葉書（二〇〇〇枚）提出、ホームページの閲覧回数の飛躍的増加、積極的な会員拡大を目標にかかげて取り組みました。

二〇一〇年三月一九日の全薬会議による厚生労働省交渉で「田辺三菱製薬の過労死問題に対して」と題しての要請がなされました。その概略は「本行政訴訟は、継続中ではありますが、過去の裁判でも控訴審係争中に、労災認定をやり直したケースもあります。（中略）貴省におかれましては、過労死の事実を認め、若手研究者が安心して研究に取り組んでいける環境作り、ポストドクターの待遇改善を行うよう申し入れるとともに、次の点を強く要請します。①今からでも業務上認定を行うこと。②行政訴訟で、原告の請求に対して不当な抗争を避けること」でした。

高裁へ提出した署名は六三〇四（中国からの署名約一〇〇〇）筆、要請葉書は一六六〇枚でした。これには、過労死家族の会、ＪＳＡ、全薬会議、日本医療労働組合連合会、化学一般関西地方本部の労働者などが協力してくれました。

二〇一〇年五月一三日、大阪高裁は請求棄却の判決を出しました。

高裁で原告は、生物系研究者やポスドクの過酷な労働実態に関する論文、ポスドク問題に詳しい榎木医師の民事訴訟での証言調書、抗がん剤開発研究の競争の熾烈さを示す新聞記事、Ｎさんの死因に関する法医学専門医・山本医師の意見書など判断を左右する重要な証拠を提出しました。しかし、高裁はこれら証拠について理由や判断経過をまったく示さずに、排斥しました。

死亡原因に関わる高裁判決には大きな問題点がありました。高裁判決は、Nさんが心筋梗塞などの虚血性心疾患の基礎疾患を有していたと、Nさん側が主張しているとでっちあげました。Nさんは非常に健康で、病気らしいものに罹ったことはなく、このことは明確に主張してきました。

高裁はNさんの死因に関して、「心筋症などの他の疾患による重篤な不整脈の突発であった蓋然性が高かった」と判断しましたが、これはNさんの検査結果などの医学的知見と経験則に違反しており、間違っています。

⑦原告は最高裁への上告を決意

支援する会は二〇一〇年六月一一日、第二回総会を開催しました。宗川吉汪会長挨拶、岩城弁護士による弁護団報告に続き、メインイベントとしての榎木英介医師の「ポスドク問題とは何か―Nさんの過労死が訴えること」と題する講演がありました。

榎木さんは和解を勝ち取った民事損害賠償裁判で証人となられた病理診断医です。ポスドク問題解決のため、講演や出版活動で精力的に活動されています。パワーポイントを使ってポスドクに関する詳細な調査データを示されました。「Nさんのいのちが問いかけるもの」、それは人間らしく生きられないポスドク、使い捨てられるポスドクであり、同時に学術・科学・技術の未来の危機でもあると言われました。

最後に、原告は「極限に挑戦するには勇気が必要だ。私は外国人で、しかも女性、母子家庭と社会視点からは極端に弱い立場にいる。でも、私は一五年間日本国を相手に主人の過労死裁判を戦った。残念ながら今回は負けた。しかし、心では勝ちたい。望みを捨てない。世の中の研究者のため、日本の法律の整備のため、正義のために戦う。私は新たな勇気をもって新たな極限に挑戦してみる。辛さ、苦しさ、さまざまな困難に耐えて戦う。私を支援してくださった皆様、科学研究にたずさわる研究者の皆様、共にチャレンジしよう。ご支援をどうぞよろしくお願いします」と挨拶しました。最高裁へ上告するとの決意表明でした。

原告の最高裁判所への上告受理申立と支援する会の支援活動

二〇一〇年七月一四日、原告は最高裁判所へ上告受理申立をしました。「支援の会」は第二回総会で、最高裁での原告の闘いを支えることを決め、最高裁への要請行動、研究会・集会・シンポでの報告、会誌や新聞への投稿、全薬会議の行動への参加などに取り組んで高裁判決破棄をめざしました。

①最高裁要請行動

寺西副会長の提案で、最高裁への要請行動に取り組みました。小児科医中原利郎さんの過労死問題の民事訴訟では、地裁も高裁も病院の責任を認めなかったので、原告は最高裁に上告受理申立てをして、和解が成立しました。

中原さん遺族の最高裁要請行動を支えた「働くもののいのちと健康を守る東京センター」（以下東京センター）にお願いして、同センターが隔月に取り組む最高裁要請行動に参加させてもらいました。

第一回要請行動は二〇一〇年八月二七日、原告、宗川会長、ＪＳＡ科学者の権利問題委員会（以下権利委員会）委員、全薬会議の会員が参加しました。

第二回以降は上申書を提出することを決め、第二回（一〇月一八日）はＪＳＡ大阪支部幹事会、第三回（一二月一七日）はＪＳＡ京都支部幹事会、第四回（二〇一一年三月二日）は権利委員会が上告受理を求める上申書を提出しました。

最高裁では、会議室で職員一名が各要請者の訴えを聞きメモを取りました（約一時間）。支援する会はここで上申書を読み上げて説明しました。ＪＳＡは各行動で複数の会員を送り出してくれました。第四回の行動には米田事務局長が参加、権利委員会の上申書を読んで上告受理を訴えてくれました。全薬会議の会員も参加して、意見を述べてくれました。支援の会からは宗川会長が第一回と第三回に、私は第二回と第四回の行動に参加しました。

東京センターは要請行動に先だって最高裁西門前で職員や通行人にビラを手渡し（四〇〇枚）、マイクを使って宣伝カーで支援を訴えました（午前八時一五分〜九時）。最高裁に受理要請をする団体の共同行動でした。私も「大阪高裁判決を破棄してください　大阪高裁判決の五つもの法令違反　死亡原因に関わる三つの問題点　研究者の使い捨ては許せません　田辺製薬契約研究員の過労死認定上告受理事件」などと記載したビラを配り、マイクを握って訴えました。

②全薬会議の取り組み

二〇一〇年一一月二六日、全国薬業労働者連絡会議（全薬会議）は厚生労働省交渉で、ポスドクが心身健康で研究に励むために、安心して研究に取り組む環境づくりを要請しました。中西幹事が参加しました。

③研究会・集会・シンポジウムでの報告と支援要請

宗川会長が「N氏過労死裁判とポスドク問題」と題して報告しました（二〇一〇年一一月二一日　日本科学者会議第一八回総合学術研究集会 仙台）。

「働くもののいのちと健康を守る学習交流会」でビラを配布しました（二〇一〇年一一月二七・二八日「働くもののいのちと健康を守る全国センター」主催）。

私が「中国人ポスドクの過労死認定裁判の勝利めざして」と題して報告しました（日本科学者会議近畿シンポ、立命館大学衣笠学舎、二〇一〇年一二月一八日）。また、民主法律家協会主催春闘権利討論集会で支援の会の会員が報告しました（箕面観光ホテル、二〇一一年二月五・六日）。

④新聞・機関誌などへの投稿

宗川会長が「中国人ポスドク過労死裁判から見えてきたこと」と題して『日本の科学者』（ＪＳＡの機関誌）に論文発表しました。[47] 小森田副会長がしんぶん赤旗の「学問文化欄」に「ポスドク問題としてのＮ氏過労死事件」と題して執筆しました（二〇一〇年六月二二日付）。[46] 宗川会長が京都民報「Ｎ氏過労死裁判とポスドク問題」と題して執筆しました（七月二五日付）。

榎木英介さんの著書『博士漂流時代「余った博士」はどうなるか？』[48] が二〇一〇年一一月一五日に出版されました。あとがきの最後に「本書を一九九五年一二月、三二歳の若さで、まだ見ぬお子さんを遺して過労死された、中国出身のポスドク、故Ｎさんとご遺族にささげたい」と書かれています。

宗川さんが『働くもののいのちと健康』四六号（「働くもののいのちと健康を守る全国センター」発行の季刊誌）に「ポスドクＮ氏の心疾患過労死事件」と題して執筆（二〇一一年一月一五日）しました。

最高裁「上告不受理」の決定

二〇一一年四月八日、最高裁は原告の上告受理申立てに不受理を決定しました。「もしかしたら…」という淡い期待も持って頑張ってきたのですが、残念な結果となりました。代理人の岩城弁護士は以下のように述べられました。

「最高裁は『法律審』であり『事実審』でないことから、事実認定が著しく社会通念や経験則に反していた場合、法律の解釈を示さなければならないような場合に限って『上告受理』がなされます。

本件では、『研究者の労働時間は研究所の中にいる間だけなのか』『研究者の世界的な競争や、結果を出さないといけないというストレスは評価されないのか』という、『研究業務の過重性』という問題を、私たちは正面から提起をしてきました。民主国家の裁判所、ましてや三権の一つである最高裁判所は、それに対する答えを出すべきではないのでしょうか。『不受理』とは『門前払い』『弁論を聞く必要もない』ということですが、裁判員裁判も満二年が経とうとしているのに、そんな対応は司法に対する信頼を失わせるのではないでしょうか」。

宗川会長は「最高裁の上告不受理の報に接して、何故裁判に勝利できなかったのか、改めて考えさせられました。ポスドク問題はいまだ世間に広く認知されていない。研究活動に伴う精神的・肉体的圧迫についての無理解のなかで、若手研究者が無権利状態に放置されている。Nさんの過労死裁判を支援する会はいったん幕を閉じることになりますが、われわれの前に課題は残されたままです。若手研究者を大事にしない社会に未来はない」と無念の思いを語りました。

①支援する会—第三回総会での総括

支援の会は二〇一一年六月二四日、第三回総会を開催し、二年間の活動を総括しました。「Nさんの過労死裁判を振り返って」と題して宗川会長が講演し、原告の感謝文、弁護団の発言、闘いに参加した人々からのメッセージ、資料などを掲載した議案書は四七頁に及びました。

ＪＳＡ事務局長　米田貢さんは「日本国憲法と基本的人権の実質化は研究部門でも問われている」とのタイトルで次のメッセージを寄せてくれました。

裁判は残念な結果になりました。ほぼ同時期に東京で闘ってきた衣川さんの大学による不当解雇撤回を求める裁判も残念な結果になりました。改めて、法の番人としての最高裁が一般庶民、国民にとって、大きな「壁」であることを痛感しました。でも、「Nさん過労死裁判を支援する会」の皆さんの活動は、新たな歴史を築く第一歩になったと思います。

研究者の労働がどのような質を持ったものであるのか、外国人研究者が日本でどのようなプレッシャーのもとで働かざるをえないのか、提起された問題は、今後とも日本社会が、高度な科学・技術社会として存在していくためには、どうしても解決しなければならない問題です。

研究労働の部面で基本的人権を確立していく運動は緒に就いたばかりです。安全神話をふりまいてきた原子力ムラの科学者に対してその社会的責任が厳しく問われている今日、それを自覚した研究者の倫理欲求と結合した権利確立の運動を進めていきましょう。

②悔いのない一五年間の闘い

原告が、「悔いのない一五年間の闘いでした」と題して、支援の会ニュースに寄せたメッセージを紹介します。

私の亡夫Nは一五年前会社への出勤途中、過労で倒れて亡くなりました。三二歳で愛する家族と子ども達と永遠に別れてしまいました。当時、長女は二歳、私のお腹の中に長男がおりました。彼が死ななければならなかった理由を究明するために、私と二人の子どもたちは一五年間、絶えず問い続けて、奮闘してきました。

夫は、元来健康で持病もなく、風邪もめったにひきませんでした。田辺製薬に入社後、慣れない会社勤め、あらたな人間関係のなかで、ハイレベルの研究に打ち込みました。研究者には常に成果を挙げなければならないとのプレッシャーがありますが、ポスドクから正社員をめざした夫には短期間に成果が求められました。毎日緊張していたため、疲労困憊状態になったと思います。その夫が、三二歳という若さで亡くなってしまったのは、このような過重労働が原因だとしか考えられません。
二〇一〇年二月三日、会社に損害賠償を請求していた裁判は、和解が成立しました。今回の和解成立は、会社が非を認めていることを表したことだと思っています。ところが、国は外国人研究員や契約研究員の業務を理解し、人権を尊重し、安全・安心な職場環境を作って、夫と同じような悲劇が起こることのないよう努力していた私たちを完全無視していました。

大変長い苦しい一五年でしたが、命の重みを考えていただくチャンスであり、まだ整備されていない研究職に関する法律の整備のために有意義な闘いでもありました。すなわち、主人の過労死の裁判闘争は全ての研究者の労働の権利に関わる闘いでしたので、私自身は重い責任感も感じながら、少しでも果たしているのではないかと思います。

人間を守るのは人間だと深く強く意識しなければなりません。あらゆる〝人殺し〟を根絶する社会を作らないといけません。

最後に、若手研究者が安心して研究に取り組んでいける環境作りのために、二度とポスドクの過労死が出ないように、安心、安全でそして人間の尊厳を重視した社会を実現するために、私は皆様と共に微力ですが、力を尽くしていきたいと思います。

皆様、多大なご支援をありがとうございました。

失望と無念の思いを残して、Nさん支援の活動は幕を閉じました。しかし、今回の取り組みのなかでできた研究報告や論文、ニュース、総会議案書、人と人や組織と組織の間の信頼関係は今後の財産です。過労死の闘いは死屍累々の世界と言われます。将来、いつか、この闘いを活かした取り組みがなされて、前進してくれるようにと願う次第です。

(3) 化学物質と労働者の健康研究会での活動

一九九六年に「化学物質と労働者の健康を考える」シンポジウム(講師　関西医科大学名誉教授　原一郎)が大阪で開催され、好評だったことから、継続した取り組みが模索され、一九九七年に「化学物質と労働者の健康研究会」(以下「研究会」)が立ち上げられました。

現在、多くの化学物質が化学工場のみならず多くの職場で使用されています。これまで、発がんや神経障害、肝障害、皮膚障害など化学物質による健康障害が様々な職場で報告されており、近年では化学物質過敏症のように、ごく微量の化学物質による健康障害や低濃度長期ばく露による健康影響が指摘されています。

「研究会」は「化学物質の安全な管理と適切な取り扱いの方法を各職場で確立することは、これらの化学物質による健康障害を防止するためには極めて重要なことと思われます。そのためには労働衛生に携わる研究者・専門家が労働現場の問題をよく理解し、労働者と研究者・専門家が一緒にその対策に取り組むことが重要である」との考えから、研究者・専門家などによる講演と労働現場からの報告を中心とする例会を重ねてきました。

原一郎先生は、戦後間もなくから今日まで、化学物質を取り扱う労働現場の問題を緻密に調査・研究され、数々の問題を解決し、「研究会」発足当初から顧問として会の運営に並々ならぬ助言と援助をしてこられました。

「研究会」は現在、会長の田淵武夫氏（元大阪府立公衆衛生研究所）、事務局長の堀谷昌彦氏（大阪労働健康安全センター）と世話人が運営、大阪労働健康安全センターが財政援助しています。私は大阪労働健康安全センターの役員として世話人となり、事務局で活動しました。事務局には小川春男さん（高速オフセット労働組合）、川口康博さん（化学一般関西地本ダイトーケミックス支部）、伊倉賢さん（関西共同印刷労働組合）が参加しました。現在私は個人として運営に加わっています。

第一回から第二三回の「研究会」のテーマ、講師などを表１（一八〇～一八一ページ）にまとめました。「研究会」には研究者と化学産業で働く労働者が参加しました。原先生のつながりで、民間企業で産業衛生を担当する人たちや労働基準監督署の職員も参加しました。

職業性ペニシリン喘息と闘った故松本洋治さんが原先生に相談して以来、私は原先生に職場の化学物質の健康影響について教えを受けてきました。「研究会」では事務局を担当したので、顧問の原先生から多くのことを学び、また「研究会」で講師を務めた研究者と知り合うことができました。この経験がその後の活動で役にたちました。

第一七回「研究会」では「研究会」の継続と発展を期して、一回から一七回の「研究会」の記録をまとめてCD-ROM版を発行しました。CD-ROMには各「研究会」で使用したレジュメと配布資料および、『労働と健康』誌（大阪職対連機関誌）に特集として掲載された各「研究会」の講師や職場報告者の論文と報告を収録しました。

また、原一郎氏の著書『改訂版 戦後の職業性中毒を顧みる―労働者・労働組合とのかかりを中心に―』および同氏の業績一覧なども収録しました。資料の電子化作業は化学一般関西地本ダイトーケミックス支部の井口幸久さんと川口さんが担当し、私は自宅のパソコンでCD-ROM版を作成しました。このCD-ROM版は希望者に販売し、財政的に「研究会」を支えました。

CD-ROMには職業性がんに関する原先生の論文が多数収載されているので、三星化学の宮野、石橋、労災裁判で大変役にたち、苦労して作成してよかったと思います。

二〇一五年五月、原先生は九二歳で突然に亡くなられました。先生は「研究室で武器を磨き、現場で勝負をする」というスタイルで研究に励まれました。職業がん（ベンゼン白血病、芳香族アミン尿路腫瘍、ビス（クロロメチル）エーテル肺がん、石綿肺がん・中皮腫）、有機溶剤中毒、ＰＣＢ問題、職業性アレルギー、農薬中毒などを精力的に研究されました。

現場調査を大変重視し、大阪における数々の職業性中毒を丹念に調査・研究され、職場の環境改善に尽力されました。ヘップサンダル製造工場での白血病などのベンゼン中毒の調査・研究はベンゼンの規制の発端となりました。

一九七〇年から日本産業衛生学会理事、一九八三年から大阪府立職業病センター非常勤嘱託医を務められ、一九七七年、一九八六年労働省労働大臣功労賞を受賞されました。

先生の突然の訃報で、私は大きな支えを失いました。

表1　化学物質と労働者の健康研究会のあゆみ（1～23回）

	開催日	テーマ	講師
シンポ	1996.9.28	化学物質と労働者の健康を考える	原一郎
第1回	1997.7.4	MSDSの活用法	原一郎
第2回	1998.3.7	化学物質による発がんとその予防	原一郎・中村清一
第3回	1998.10.24	ダイオキシンと労働者の健康	宮田秀明・原一郎
第4回	1999.5.15	ダイオキシンによる健康影響対策	西田陽子・池田直樹
第5回	1999.10.30	職業性アレルギー　その1 皮膚障害を中心に	原一郎・西谷宣雄・三家薫・千田忠男
第6回	2000.3.4	職業性アレルギー　その2 呼吸器疾患を中心に	田中健一・圓藤陽子
第7回	2000.10.21	化学物質を安全に管理するために	竹内康浩
第8回	2001.10.6	身近な化学物質の有害性から身を守るために MSDSの活用と改善について	原一郎
第9回	2002.6.1	化学物質による職業がんの労災補償	原一郎・丹野弘
第10回	2002.10.20	生物学的モニタリングの化学物質管理への活用	河合俊夫
第11回	2003.10.4	石綿の健康影響とその対策	森永謙二
第12回	2004.10.2	化学物質過敏症を考える	圓藤陽子・吹角隆之
第13回	2005.10.15	化学物質取り扱い作業の環境管理	金原清之・伊東輝義

	開催日	テーマ	講師
第14回	2006.10.24	薬業での医薬品による健康障害	原一郎・冨岡公子・吉田仁・西田陽子
第15回	2007.11.23	医療従事者の化学物質による健康リスク	原一郎・田渕武夫・冨岡公子・圓藤陽子・上津直子
第16回	2009.10.24	化学物質取り扱いの衛生対策	久永直見・原一郎・堀谷昌彦
第17回	2010.10.30	化学物質取り扱い職場の健康問題～歴史と課題～	特別講演　原一郎
第18回	2011.11.26	化学物質取り扱い職場の作業環境改善	圓藤陽子・高田志郎・富田賢吾
第19回	2012.12.1	化学物質による職業がんをなくすために～印刷職場の胆管がん問題から考える～	熊谷信二・丹野弘
第20回	2013.10.26	化学物質による職業がんをなくすために②	池田正之・吉田仁
第21回	2014.11.22	規制のない化学物質は安全か？　労働安全衛生法改正による新しい化学物質管理について	圓藤陽子
第22回	2016.2.13	非正規・請負労働者と有害物質　鉛中毒と社会的医学課題	中村賢治
第23回	2018.5.26	ナノマテリアルに関する生体への影響　労働現場におけるばく露防止対策　ナノマテリアルの生体影響	三浦伸彦

第8章　定年後の活動（二）
―女性労働者の地位向上をめざす取り組み―

1　住友生命ミセスたちの闘い支援

武田薬品争議団は大阪争議団共闘会議に加盟して、闘い方を学び、交流・共闘しました。争議解決後に、後輩の争議団を支援する活動として、私は住友生命ミセス差別裁判支援を選びました。原告たちからの要請を受けて、一九九六年二月に結成された「住友生命・ミセス差別の裁判を支援する会」の世話人を務めました。

会社と国を相手に果敢に闘い、画期的な勝利を勝ち取ったミセスたちの闘いに参加できたことを嬉しくまた誇らしく思います。少し長くなりますが資料(49)を要約して紹介します。

(1)　住友生命における徹底した既婚女性排除の方針

「結婚する」と申し出ると、「結婚して働いてもらうと迷惑です」、「君のような人を出すと上司として困るんだ」、「あなたが辞めなければ、私の家族が路頭に迷う」など言って上司が退職を迫りました。さらに、上司が婚約者を呼び出して退職を迫り、結婚して働く女性の結婚式には祝電を打つなと社内通達を出すなど、住友生命（以下住生）には結婚退職強要の徹底した方針がありました。

めげずに働き続けて妊娠すると、妊婦に対し、荷物運搬時のエレベータ使用を禁止することまでしました。産休明けに出勤すると、「窓ぎわへどうぞ」と席を隔離され、仕事を取り上げられたミセスもいます。卑劣にも、「住生」はミセスたちに昇給・昇格差別を加えてきました。

⑵ 大阪婦人少年室へ調停申請するも不開始決定

共働きを認めない職場を変えたいと、「住生」で働く一二名のミセスは、一九九二年二月に大阪婦人少年室へ救済を求めて調停申請をしました。しかし、一般職に比較する男性がいないことを理由に不開始となりました（同年一一月）。「採用区分ごとに男女の比較を行う」男女雇用機会均等法（以下均等法）（一九八五年制定）の問題点が明らかになりました。

一九九四年六月、均等法改正にともない再度大阪婦人少年室へ調停申請しましたが、同年九月二度目の不開始決定となりました。

（3） 差別是正を求め住友生命と国を提訴

このままではあまりにも悔しい、これから働く人のためにもという思いもあり、一九九五年一二月一一日、一二名のミセスたちは大阪地方裁判所（以下地裁）に提訴しました。

会社に対しては不当なミセス差別の撤廃を求めました。二度に渡り調停不開始の決定を下した国（旧労働省大阪婦人少年室長）に対しては、慰謝料請求と、不開始決定の根拠となった同均等法「指針」の無効確認を求めました。

（4） 地裁での闘いの特徴

差別の事実を証明するために、弁護団は地裁に文書提出命令を出すように求めました。一般的に差別是正を求める裁判では、使用者は昇進・昇格に関する差別の事実を否認し、差別の証拠を隠し提出しないという対応を取ります。そのため原告は困難を強いられます。

新民事訴訟法に基づく文書提出命令制度を使って、裁判所に差別の事実を証明する文書の提出命令を出させることが大変重要になります。裁判所が文書提出命令を決定するか否かが勝敗を決する重要な問題となります。住友ミセス裁判では、一九九九年一月一一日に賃金台帳について地裁から文書提出命令を出させることに成功しました。

この賃金台帳から、ミセスと未婚者の高位役職者との年収格差が約三倍であることが明白となり、原告たちの主張の正当性が立証されました。裁判所に文書提出命令を決定させるという先駆的な活動に対して、同年一二月、弁護団は第三回日本労働弁護団賞を受賞しました。

一二名の原告に加えて、三三名もの女性たちが、在職の人も含めて勇気をもって陳述書を提出し、住生のミセス差別を明らかにしました。

(5) 地裁段階での運動

提訴翌年の一九九六年二月、「住友生命ミセス差別をなくす会」を「住友生命・ミセス差別の裁判を支援する会」に改組し運動を展開しました。この会の会長に朝倉みどりさん（大阪母親連絡会副委員長）、代表世話人は「住生」ＯＢの男性、事務局長も「住生」ＯＢの男性が選ばれました。私はこの会の世話人を務め、会議に出席して武田薬品争議での運動の経験を語り、大阪労連（全大阪労働組合総連合）に軸足を置いた運動をするのがよいと助言しました。

毎年のメーデーでは「ミセスのどこが悪いねん　女も男も輝いて働きたい　住友生命・ミセス差別の裁判を支援する会」と大きく書いた横断幕を持ってデモ行進しました。月初めの「住生」の職場は多忙でしたから、原告は休暇を取りにくく、年金生活者の私が代わりに参加したのです。

支援する会は一九九八年に大阪争議団共闘会議に加盟、支援の輪と運動が飛躍的に大きくなりました。一九九九年夏、大阪労連の援助で団体、個人署名をスタートさせました。大阪本社前、東京本社前、地裁前、ターミナルなどで、ビラ配布に力を注ぎました。

二〇〇一年三月結審となり、判決にむけて多面的な運動に取り組みました。同年六月、日本共産党八田広子参議院議員の国会質問に福田康夫官房長官が「今の時代にそういうのがあるというのは本当に信じがたい」と答えました。時代錯誤の「住生」を批判する大きな世論のうねりの中で判決を迎えました。

(6) 地裁で画期的な勝利判決(「住生」に対して)

二〇〇一年六月二七日、「住生」に対して画期的な勝利判決が出ました。その日のテレビニュースで全国放映され、翌日、朝刊は一面トップ扱いで「既婚者差別は違法」などと報道されました。

地裁の判決要旨は、

一 既婚女性であることを理由として「人事考課で低い査定を行い、昇給・昇格差別をすることは違法である」とした我が国で初めての判決である。

二 原告一二名全員について既婚女性であることを理由とした差別の存在を認め、住友生命に対し差額賃金相当損害金と慰謝料の支払いを命じた。

三「（会社の）既婚女性の勤務継続を歓迎しない姿勢は被告会社の管理職の姿勢となっていたものである」と、全国的に行われた結婚退職強要等の嫌がらせを事実と認定した。
四「（会社が）産休、育児時間の取得をもって低く査定したのであれば、それは労基法で認められた権利の取得を制限するもので、違法なものである」とし、「法律上の権利を行使したことをもって不利益に扱うことは許されない」と明確に判示した。
五　被告会社の「家事や育児などの家庭責任によって労働の質・量がダウンする」との主張に対しては、「一般的に既婚女性の労働の質・量が低下するものとして処遇することは合理性を持つものでない」と否定した。
一方、国に対しては請求を却下しました。

⑺ 大阪高裁で勝利和解

「勝利判決で喜ぶのは今日一日だけ」と弁護士から指摘があり、時を移さず「判決に従い控訴するな」の行動が開始されました。しかし、二〇〇一年七月一〇日、地裁判決に対して住生は大阪高裁に控訴、原告は国を控訴しました。

同年八月二〇日、住友生命ミセス差別争議支援共闘会議が結成され、議長に岩佐敏明さん（大阪労連議長）が選出されました。当時大阪労連事務局員であった遠藤富雄さんは支援共闘会議の事務局次長を務めました。支援の輪は全国規模でひろがり、さらに原告は一九九三年から取り組んできた国際活動も強化しました。

二〇〇二年四月、裁判所の職権和解が提起され、原告はこれを受け入れて運動をさらに強化しました。住生本社、支社、生保業界、地方財務局などへの抗議、要請行動、三三二名の女性国会議員の支持アピールなど、やれることはすべてやり切りました。

二〇〇二年一二月一六日です。ついに大阪高裁で和解が成立し、勝利解決しました。文字どおり全国的な支援行動の高まりのなかで、住生は和解を決断したのです。

和解内容は次のとおりです。

「住生」との関係では、

一 当事者双方は、原判決を尊敬尊重し、紛争の早期かつ円満な解決を図る。

二 被告は原告に解決金九〇〇〇万円を支払い、併せて在籍者五人に対し、将来分に係わる和解金を支払う。

国との関係でも、「均等法の趣旨を踏まえ、既婚女性に対する昇進・配置における差別については同法及び指針の適切な施行に努めるとともに、同法の調停制度の適切な運用に努める」ことを国が認め、和解しました。

今回の和解は、日本の多くの企業で男女差別や既婚女性差別で苦しむ女性たちに、均等法が実効あるものとして運用される新たな契機となるものであり、「女性差別をなくす扉」を開く画期的な判決内容となりました。

（8）職場改善も

住生職場では、露骨な退職強要や陰湿ないじめは少なくなり、結婚後も働く女性や育児休業取得者も増え、既婚女性の役職昇格者も出ています。闘いぬいたミセスたちは「住生」だけでなく、働く女性に大きなプレゼントをしました。

またミセスたちの取り組みがきっかけで、労基署の入検もあり、サービス残業や土・日曜出勤で改善が見られ、ミセス以外の労働者の労働条件の改善もありました。嘆きを怒りに変え、立ち上がったミセスたちは、幅広い人たちの支援を得て勝利し、歴史の歯車を大きく廻したのです。ミセスたちが勝利報告集会で配布した冊子に[49]、遠藤富雄さんと私のメッセージと写真が掲載されています。私はこれを宝物として大切に保管しています。

2　アステラス製薬 仙頭史子さんの男女差別裁判など

私は故仙頭史子《せんとうふみこ》さんの男女差別裁判（二〇〇二年大阪地裁へ提訴、二〇〇七年和解解決）を支援して、淀屋橋などでのビラ配布に参加しました。この件は故仙頭さんが『新しい薬学をめざして』[50・51]に報告しています。また、『アステラス製薬仙頭史子さんの男女差別裁判勝利和解報告集』[52]も発行されています。

また、住友化学男女差別裁判（一九九五年大阪地裁へ提訴、二〇〇四年大阪高裁で和解解決）や住友電工性差別訴訟（一九九五年大阪地裁へ提訴、二〇〇四年大阪高裁での和解解決[53]）を支援して裁判傍聴や報告集会に参加しました。

「NGOフォーラム北京'95」に参加した際、万里の長城を観光していて、住友化学の原告の一人と知り合いました。彼女はこの時に提訴を決意したようです。いまも時々、LINEで近況を語り合っています。

今は女性の非正規雇用が増えています。女性労働力を安価に利用するという企業の姿勢は変わっていません。二〇一九年一二月一七日に発表された世界経済フォーラムによる二〇一九年の「ジェンダー・ギャップ指数」は日本は一五三か国中一二一位で、先進国で最下位です。

平等を求め、働き続けようとする女性たちは懸命に闘って歴史の歯車を廻してきたのですが、そのエネルギーを引き継いで平等な社会の確立をめざしたいものです。

終章　闘ってこそ明日がある

1　三星化学工業労働者の膀胱がん損害賠償訴訟支援

二〇一五年九月、化学一般関西地方本部の合同支部の定期大会で、組合員から「職場で昨年から膀胱がんが多発しているので、何とかして欲しい」と訴えがありました。同年一〇月、化学一般関西地方本部特別執行委員の堀谷昌彦さんから相談の電話があり、私はこのときから三星化学工業福井工場労働者の職業性膀胱がんの取り組みに加わることになりました。

この件の詳細については堀谷昌彦さんが報告(54)しているので、私は概略を紹介します。

三星化学工業福井工場は染料などの原料を製造する従業員五〇人未満の零細事業所です。同工場では一九八八年からオルト-トルイジンなどの芳香族アミンを原料として用いてきました。この工場で二〇一四年から二〇一九年までに一一名が膀胱がんに罹患し、二〇二〇年までに全員がオルト-トルイジンによる職業性膀胱がんとして労災認定されました。

罹患者の一人である田中康博さんは、同僚たちと化学一般関西地方本部三星化学工業支部を結成し、会社と交渉しましたが、「安全配慮義務違反はなかった」と会社は開き直る姿勢を変えませんでした。

組合員四名は二〇一八年二月、膀胱がんを発症したのは会社が安全配慮義務を怠ったためだとして、福井地方裁判所に損害賠償請求の裁判を起こしました。化学一般関西地方本部が支援し、三星化学工業職業がん患者を支援する会が結成されました。私は同会に加入し、弁護団会議に参加して活動してきました。これまで取り組んだ宮野裁判や石橋裁判は行政不服訴訟でした。しかし、三星化学を被告とする民事損害賠償訴訟は、原告はすでに労災認定されているので、がんと仕事との因果関係は認められており、争点は被告の安全配慮義務違反となります。

弁護団を敬称略で以下に紹介します。池田直樹（あすなろ法律事務所）、中筋利朗（中筋利朗法律事務所）、高橋徹（千里総合法律事務所）の三名構成です。

私はわが国の労働安全衛生へのMSDS（現在はSDSとよぶ）導入の経過や、化学防護手袋についての調査結果を弁護団に提起しました。また、被告事業所の尿中馬尿酸分布3（トルエンばく露の多さを示す指標）の割合の異常な高さを国立国会図書館の資料を用いて明らかにしました。弁護団に、腫瘍薬学の専門家である里見佳子さん（当時、鈴鹿医療科学大学薬学部教授）を紹介し、里見さんが「化学物質への継続暴露があった後にばく露が中断・終了している場合についての発がんのメカニズムおよびそのリスクについて」の意見書を裁判所に提出してくれました。
二〇二一年五月一一日福井地方裁判所（裁判長武宮英子）は、原告らの請求を認め、三星化学工業株式会社に対し、損害賠償を命じる判決を言い渡しました。判決に対する原告ら及び弁護団の声明の一部を紹介します。

本判決は、「生命・健康という被害法益の重大性にかんがみ、化学物質による健康被害が発症し得る環境下において従業員を稼働させる使用者の予見可能性としては、安全性に疑念を抱かせる程度の抽象的な危惧であれば足り、必ずしも生命・健康に対する障害の性質、程度や発症頻度まで具体的に認識する必要はない」として、予見については皮膚吸収による発がんの可能性の具体的な認識が必要だとした被告の主張を排斥した。

そのうえで、二〇〇一年当時までに、被告が入手していたＳＤＳにはオルト‐トルイジンの経皮的暴露による健康障害についての記載があり、工場長が発がん性を認識していたなどとして、予見可能性を肯定した。

被告の結果回避義務については、平成一三年以後、オルト‐トルイジンに経皮暴露しないよう、不浸透性作業服等の着用や身体付着時の措置についての周知を徹底させるべき義務があったことを前提に、半袖Ｔシャツでの作業や身体に付着した場合に洗い流す運用が徹底されていなかったなど、作業工程を改善しなかったことについて、三星化学工業株式会社の安全配慮義務違反を認め、その責任を断罪した。

本判決は、我が国の労災事案としては、新しく問題とされるようになった、オルト－トルイジンの曝露と膀胱がんの発症という類型について、二〇一六年労災が認められ最終的な法規制が二〇一九年にようやくされた中、それを二〇〇一年の段階にあっても予見可能性・回避義務があったとして少なくとも一五年間責任の発生時期を遡らせたこと、その際、確実とまではいえない発がん情報であったとしても、企業が有するSDSによって発がんのリスクを知りえたことをもって責任を問える根拠として企業の安全配慮義務違反の責任を認めた点で、画期的と評価できる。

原告らは、国の規制が遅れたことをもって責任がないと主張してきた三星化学工業株式会社が本判決の指摘を真摯に受け止めて、今後は二度と労災の被害者を出さないよう、安全配慮の姿勢に立ち返ることを願うとともに、本判決が全国の化学工場で働く労働者にとって職業がんの被害を防ぐための警鐘となることを願って、最後まで、たたかい抜く決意があることを表明するものである。

大阪府が新型コロナウイルスの緊急事態宣言下（コロナ感染による）にあったため、私は外出せず判決の結果を自宅で待ちました。記者会見と報告集会は福井県から送信してくれたＺｏｏｍで視聴しました。判決結果はＮＨＫテレビなどで放映され、ネットでは新聞各社の電子版に加えてYahooニュース、gooブログ、au Webポータル国内ニュース、livedoor NEWS等が判決日に報道しました。福井県労働組合総連合はtwitterで知らせました。同組合はビラ配布や傍聴などで提訴以来原告を支えてきたからです。翌朝には毎日新聞が大阪、東京ともに一面で報じ、一〇社以上が報道しました。

これらの報道から早朝ビラ配布、入廷行進、法廷、「勝訴」・「がん多発　断罪」の旗出しをする労働組合、記者会見する原告と弁護団の姿を見ることができました。うれしくてこれら報道をＰＣに保存し、何回も見ました。

私は反響の大きさに驚きました。この判決は化学産業における化学物質管理について大きな影響を与えるものと思います。

原告被告ともに控訴せず、判決は確定しました。

2　闘って、変革してこそ明日がある

「仲間よ仇を」との叫びを手帳に残して、職業性ペニシリン喘息に罹患した松本洋治さんが

二七歳の人生を閉じたのは一九七一年でした。私は会社の攻撃に立ち向かって「仇を討つ」道を選ぶか、松本さんの叫びに背を向けて生きるかの選択に迫られました。

後者を選べば、私は自分の棺が閉じられるまで、「逃げた」との思いを背負って生きなければなりません。前者を選べば、「多喜二の時代ではないので、いくら攻撃が厳しくても虐殺されることはないだろう。仇を討てるかもしれない」と考えて、闘う道を選びました。三三歳のときでした。

この選択が私のその後の人生を決めました。人生の岐路に立って、顧みて悔いのない選択をしたと思います。職場の闘う仲間との団結した取り組み、同僚たちや家族の心配とひそかな支援、大阪をはじめ全国の働く人々・市民・専門家・研究者・芸術家そして、餅代くらいしか支払えない争議団のために尽力してくれた弁護団の力が合わさって、勝利することができました。二〇年余の年月がかかりました。その過程で職場の安全衛生体制を大きく改善することができました。

その後、健康被害を受け、また、人権を侵害されても泣き寝入りせずに立ち上がる人たちに対して、所属した組織のメンバーと力をあわせて、支援に取り組みました。支援にあたって、自らの闘いで得た経験と人間関係が大いに役立ちました。

泣き寝入りしないで闘う人たちは、勝ち負けよりも、自分の魂の自由を求めているように感じられます。とても美しい姿です。闘ってマイナスになることはありません。石橋さんのように、裁判で敗訴しても次につながる財産を残しました。

二〇一七年六月、私は友人三名とドイツへ個人旅行し、ベルリンではフンボルト大学を訪ねました。フンボルト大学の入り口にはヘルムホルツの大きな銅像がありました。その前を通って正面の建物の階段を登ると、壁にマルクスの言葉が金色文字で大きく書かれていました（写真と説明）。この言葉は、マルクスの「フォイエルバッハに関するテーゼ」からの一句です。

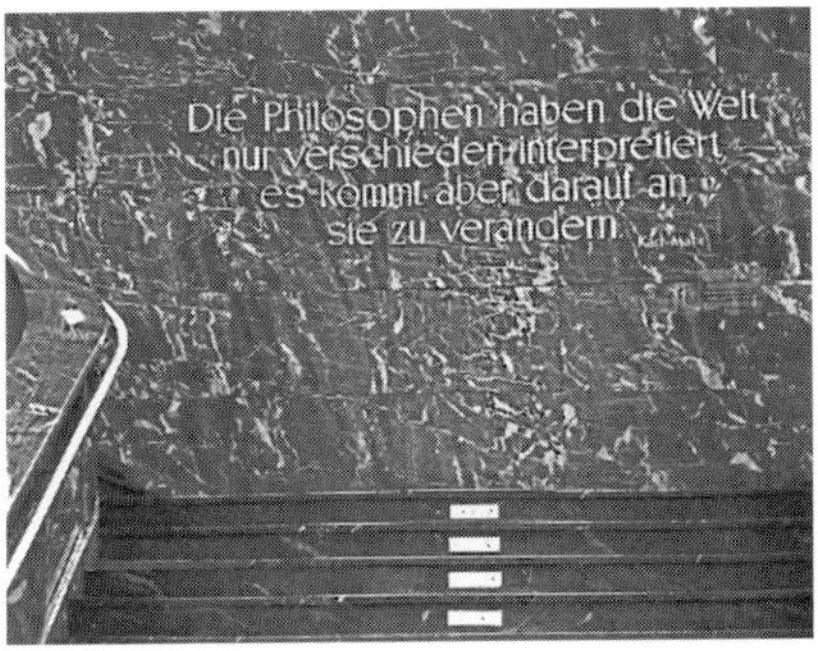

図１　フンボルト大学で筆者が撮影したマルクスの言葉（2017.6.3）

> Die Philosophen haben die Welt
> nur verschieden interpretiert,
> es kommt aber darauf an,
> sie zu verändern.
> Karl Marx

> 哲学者たちは世界をさまざまに解釈したにすぎない。肝心なことは世界を変革することである。
> カール・マルクス(55)

私はこれを読んで、闘ってこそ、変革してこそ、明日があり、歴史の歯車を前へとまわすことができるのだと思いました。私は年齢も八〇歳を超え、肉体的・精神的衰えを自覚する日々ですが、今後もマイペースで活動を続けたいと考えています。

引用参考文献

（1）『新しい薬学をめざして』新薬学者研究者技術者集団機関誌、二〇二〇年より「新薬学者集団」に改称

（2）パンフレット「人間の尊厳と豊かさを求めて　武田薬品の不当解雇、差別とたたかう男女七人物語」（「武田薬品」遠藤君解雇撤回労働者の権利を守る共闘会議発行、一九九〇年八月）

（3）西田陽子「首切られ志願」『れふぁむ』二一号、二一～六（女性問題研究会発行、一九八八年三月三日）この記事は「Document-WANミニコミ図書館（https://wan.or.jp/dwan）」で閲覧できる

（4）名尾良憲『治療薬による副作用とその対策』（中外医学社、一九六九年）

（5）「第五回労働衛生講座」のテキストと講義録（大阪民医連、新医協大阪支部などが主催した連続八回の講座、一九六七年）

（6）パンフレット「生きて働きたかった」（松本問題対策協議会発行、一九七三年）

（7）「Occupational allergic reactions among workers in a penicillin manufacturing plant; simple and inexpensive method of diagnosis and treatment」(ROBERTS AE. AMA Arch Ind Hyg Occup Med. 1953 Oct; 8(4) : 340-6)

（8）西田陽子「研究室で感染性の肝炎と頸肩腕障害に相次いで罹患した婦人労働者の例」『労働と健康』第一三号、一三～一七（大阪労災職業病対策連絡会発行、一九七五年一二月）

（9）細川汀「元気で健康に働く勇気と確信がもてる第32回労災職業病一泊学校に参加しましょう」『労働と健康』二五巻六号、二六（一九九九年一一月）

（10）高橋忠雄編『肝炎のすべて』（南江堂、一九七三年）

（11）「武田薬品遠藤共闘会議ニュース号外」（「武田薬品」遠藤君の解雇撤回・労働者の権利を守る共闘会議発行、一九八八年二月一日）
（12）頸肩腕障害の定義等／日本産業衛生学会作業関連性運動器障害研究会 www.fujita-hu.ac.jp/~deppub/keiwan/teigi/index.html（二〇〇七年）
（13）「武田薬品遠藤共闘会議ニュース」（「武田薬品」遠藤君の解雇撤回・労働者の権利を守る共闘会議発行、一九八八年二月八日）
（14）佐々木利造「武田薬品大阪工場における酸欠による死亡災害への取り組み」『労働と健康』第一五号、二九〜三三（一九七六年四月）
（15）医薬品の製造管理及び品質管理の基準
（16）西田陽子「四年間の苦労実って—武田薬品の富樫弘子さん業務上認定を勝ちとる—」『労働と健康』第四〇号、六〜八（一九八〇年六月）
（17）富樫弘子「仲間の支えで克服した病気、今は楽しみながら仲間と共に」『労働と健康』第一七七号、四〜六（二〇〇三年五月）
（18）「カーネーションの花束を」（西田陽子が大阪地裁に提出した陳述書（二）をまとめた冊子、三四ページ、一九九四年二月二二日）
（19）「ともしび」（職場サークル「ともしび」の機関紙）第六号（一九七六年七月）
（20）西田陽子「闘いの力で前進させてきた会社の安全衛生対策」『労働と健康』第三一号、二〜五（一九七八年一二月、国立国会図書館デジタルコレクション所蔵）
（21）上方萬寿美「武田薬品において解雇撤回闘争と共に取組んだ労災職業病補償闘争の経過と和解に

ついて」『労働と健康』第六三号（一九八四年六月、国立国会図書館デジタルコレクション所蔵）
（22）パンフレット「人間らしく働きたい」（「武田薬品」遠藤君解雇撤回、労働者の権利を守る共闘会議、武田薬品・遠藤さんを守る会 発行、一九八二年一〇月）
（23）全国薬業労働者連絡会議『全薬会議二〇〇八 二〇年の足跡』（二〇〇八年一〇月二五日）
（24）渡辺直経・伊ケ崎暁生編『科学者憲章』（勁草書房、一九八〇年）
（25）西田陽子「研究者の権利と国民の権利―武田薬品における解雇と差別に反対する闘い」『日本の科学者』二五巻九号、五〇五～五〇七（一九九〇年）
（26）The Dispute Committee of Takeda Chemical Industries Ltd. Protection and development of workers, rights in private enterprises. Scientific World 三七巻一号（一九九三年）
（27）「製造承認申請中および開発中の主要な化合物の状況」、『TAKEDA レポート一九九三年』（武田薬品工業株式会社、一九九三年一二月）
（28）パンフレット「武田薬品争議全面解決報告 男女七人 八〇〇〇日の記録」（「武田薬品」賃金・昇格差別撤廃、労働者の権利を守る共闘会議発行、一九九四年九月一六日）
（29）『処方医薬品情報事典 PDR日本語編纂版』（産業調査会、一九九二年）
（30）日本科学者会議編集『科学者・研究者・技術者の権利白書―その理念と実態―』一六〇～一六一（水曜社、二〇〇一年）
（31）元派遣社員 A生「泣き寝入りしなくてよかった―派遣労働者の私の行動が大手製薬会社の職場を大きく改善―」『労働と健康』二七巻六号、一九～二一（二〇〇一年一一月）
（32）インタビュー「咽頭炎で労災認定された製薬会社の元派遣社員にきく」『労働と健康』二六巻三号、

二一〜二二（二〇〇〇年五月）
（33）川野陸夫「派遣労働者の職業病から学ぶ」『労働と健康』二六巻四号、二一〜二三（二〇〇〇年七月）
（34）『ガリンコ　宮野政士さんの職業がんを労災認定させる闘いの記録』（宮野政士さんの職業がんを労災認定させる会発行、二〇〇八年八月）
（35）堀谷昌彦「職業がんの労災認定と職業がんの根絶を目指す取り組み二　宮野裁判」『新しい薬学をめざして』二〇一六：四五（八）一八五〜一八八
（36）石橋恵子「職業がんの労災認定と職業がんの根絶を目指す取り組み七　「職業がん」救済と予防運動の歩み　止めない」『新しい薬学をめざして』二〇一七：四六（二）四四〜四五
（37）水谷民雄「職業がんの労災認定と職業がんの根絶を目指す取り組み五　事実と道理に背を向けた国の主張と裁判所の判断―石橋訴訟の終結に当たって―」『新しい薬学をめざして』二〇一七：四七（二）：一〜一〇
（38）堀谷昌彦「職業がんの労災認定と職業がんの根絶を目指す取り組み一　石橋労災認定裁判」『新しい薬学をめざして』二〇一六：四五（七）一六五〜一六九
（39）桑原昌宏『労働災害と日本の労働法』第五章「労働者の労災補償請求権」六四〜一六五（法律文化社、一九七一年）
（40）西田陽子「職業がんの労災認定と職業がんの根絶を目指す取り組み六　労災保険法の目的は労働者の福祉に寄与する」『新しい薬学をめざして』二〇一七：四六（二）四三〜四四
（41）池田直樹「ガリンコ第Ⅱ航」『石橋良信さんの職業がんを労災認定させる闘いの記録』四〜一一

（石橋良信さんの職業がんを労災認定させる会発行、二〇一六年六月）
（42）朝日新聞記事（膀胱がん多発問題を考える）「声あげる」悩んだ日々　労災認定の田中さんの手記　福井県（二〇一七年一月一三日付大阪地方版）
（43）岩城穣「ポストドクター（契約社員の研究者）の研究業務の過重性を問う―田辺製薬（現・田辺三菱製薬）中国人契約社員の過労死事件―」『労働と健康』三四巻六号、六～九（二〇〇八年一一月）
（44）「ストップ過労死」パンフレット（厚生労働省）（https://www.mhlw.go.jp/content/11200000/2019karoshi_boshi_A4pamph_cs5.pdf）
（45）福岡伸一『生物と無生物のあいだ』（講談社現代新書、二〇〇七年）
（46）小森田精子「ポスドク問題としてのN氏過労死事件」「しんぶん赤旗」（日本共産党中央委員会発行「学問文化欄」、二〇一〇年六月二二日）
（47）宗川吉汪「中国人ポスドク過労死裁判から見えてきたこと」『日本の科学者』四五巻六号、二九六～三〇一（二〇一〇年六月）
（48）榎木英介『博士漂流時代「余った博士」はどうなるか？』（ディスカヴァー・トゥエンティワン、二〇一〇年）
（49）住友生命ミセス差別争議支援共闘会議『ミセスのどこが悪いねん 女も男も輝いて働きたい』（住友生命・ミセス差別の裁判を支援する会発行、二〇〇三年と思われる）
（50）仙頭史子「アステラス製薬（藤沢製薬）における男女差別裁判の記録（その一）」『新しい薬学をめざして』二〇一五：四四（六）一四九～一五一

（51）仙頭史子「アステラス製薬（藤沢製薬）における男女差別裁判の記録（その二）」『新しい薬学をめざして』二〇一五：四四（七）一七三～一七五
（52）アステラス製薬　仙頭史子さんの男女差別裁判を支援する会、アステラス製薬　仙頭史子さんの男女差別裁判勝利和解報告集『泣いた　怒った　そして笑った』（アステラス製薬　仙頭史子さんの男女差別裁判支援対策会議発行、二〇〇七年六月）
（53）宮地光子監修、ワーキング・ウイメンズ・ネットワーク編『男女賃金差別裁判「公序良俗」に負けなかった女たち―住友電工・住友化学の性差別訴訟』（明石書店、二〇〇五年）
（54）堀谷昌彦「職業がんの労災認定と職業がんの根絶を目指す取り組み三　中間体製造メーカーで膀胱がんが多発」『新しい薬学をめざして』二〇一六：四五（九）二〇五～二一〇
（55）牧野広義訳　http://www.zenkokuyuiken.jp/contents/taikai/33taikai/makinosanhappyo.pdf

著者紹介

西田陽子（にしだ ようこ）

1938 年　大阪府生まれ
1961 年　大阪大学薬学部卒業
1961 年　武田薬品工業株式会社入社
遠藤さんを守る会会長
大阪労災職業病対策連絡会副会長
大阪労働健康安全センター理事
化学物質と労働者の健康守る会事務局
日本科学者会議・科学者の権利問題委員会委員
働くもののいのちと健康を守る全国センター・化学物質研究会委員
などを歴任。

働く人々の生命《いのち》と健康を願って
―仲間とともに取り組んだ半世紀―

2021 年 10 月 10 日　第 1 刷発行

著　者　西田陽子

発行者　黒川美富子

発行所　図書出版　文理閣
京都市下京区七条河原町西南角　〒 600-8146
TEL（075）351-7553　FAX（075）351-7560
http://www.bunrikaku.com

印刷所　モリモト印刷株式会社

ISBN978-4-89259-892-0